# Alice in FM-land

# Marion van Paddenburg

# Alice in FM-land

columns over het dagelijkse
leven met fibromyalgie

Amsterdam | 2010

*Alice in FM-land* bevat een selectie van columns die vanaf 2001 tot en met begin 2010 verschenen in het magazine van de F.E.S., de fibromyalgiepatiëntenvereniging (www.fesinfo.nl).

Marion weet sinds 1998 dat ze fibromyalgie heeft en schrijft in haar columns over het dagelijkse leven met deze aandoening.

*Life isn't about waiting*
*for the storm to pass...*
*It's about learning*
*to dance in the rain*

Voor Kim en Ivo

# Voorwoord

We schrijven maart 2001.
In het FES-Magazine ziet de eerste column van Marion het levenslicht. In deze column zet zij de toon voor de vele columns die volgen: een lichte vorm van zelfspot gecombineerd met een scherp waarnemingsvermogen en een vlotte pen die haarfijn allerlei problemen van het leven met een chronische aandoening aan het papier toevertrouwt.

Veel lezers van het magazine slaan de eerste artikelen over om te beginnen met het lezen van de column. De ene keer is dat een feest van herkenning, de andere keer aanleiding tot een glimlach en soms ook stemt de inhoud van de column tot nadenken of tot het ondernemen van actie.

In de bundel die u nu in handen hebt zijn de columns die Marion in de loop der jaren schreef verzameld. Opvallend is daarbij dat vrijwel geen enkele column aan actualiteit heeft ingeboet. De onderwerpen hebben geen uiterste houdbaarheidsdatum en blijven fris en sprankelend.

Marion is er in de afgelopen jaren in geslaagd een groot aantal lezers aan zich te binden. Haar unieke persoonlijke kijk op het leven met fibromyalgie is veel mensen tot steun. Maar eigenlijk zijn haar columns 'aandoening-overschrijdend' en kan in veel gevallen het woord fibromyalgie worden vervangen door een andere chronische aandoening.

We schrijven juni 2010.
Bij het lezen van deze bundel is een waarschuwing op zijn plaats. Overdaad schaadt. Daarmee wil ik zeggen dat het aan te bevelen is de bundel niet in één keer uit te lezen. Lees met mate en verwen uzelf elke dag een beetje met één of twee columns. Dan is het dagenlang een feest van herkenning!

Aty van Galen, hoofdredacteur FES-Magazine
Huissen, juni 2010

# Inhoud

# Roze Droom

Het straatje is helemaal roze.

De pittoreske huisjes, de stoeptegels, de lantaarnpalen, alles is roze.

Langzaam loop ik door en kijk verwonderd om me heen. Voor de ramen roze gordijntjes, op de vensterbanken roze plantjes. Een roze bal ligt eenzaam op een roze tuinpad.

Dan zie ik het winkeltje. Roze wolken in de etalage. Twee halve roze deurtjes waarvan de bovenste open staat. Nieuwsgierig gluur ik naar binnen. Een vrolijke stem zegt: 'Kom binnen, kom binnen!'

Een kleine oude man met lange zilvergrijze haren komt tevoorschijn en opent het onderste halve deurtje. Hij straalt zoveel vriendelijkheid uit dat ik zonder aarzelen naar binnen stap. 'Ik heb net thee gezet, drink je een kopje met me mee?' Even later zitten we aan een ronde, roze tafel en drinken overheerlijke thee uit roze kommetjes. Ik voel me helemaal op mijn gemak en ontspan mijn pijnlijke fibromyalgiespieren. De oude man kijkt me onderzoekend aan en zegt: 'Je boft meid, het is vandaag gratis inruildag. Vertel maar waar ik je mee van dienst kan zijn.'

Hij trekt een paar grote roze kastdeuren open en mijn mond valt open van verbazing. Overal zie ik roze lichaamsdelen. Armen en benen, ruggen en nekken, handen en voeten. Buiken, borsten en heupen. 'Gratis?' vraag ik nog, terwijl ik al hebberig aan het uitzoeken ben. Hij lacht. 'Ga gerust je gang, het is jouw dag!'

Dat laat ik me geen twee keer zeggen en ik stort me als eerste op de ruggen. Ik zoek een mooie rechte uit, sterk, soepel en pijnvrij. Daarna kies ik een prachtige rechterbovenarm, slank maar stevig en zonder chronische ontsteking. Vervolgens een klachtenvrije linkerelleboog, een buigzame, pijnvrije nek en een strakke, probleemloze buik. Krampvrije handen en voeten kan ik ook wel gebruiken en als klap op de vuurpijl zoek ik twee wonderschone benen uit, een linker en een rechter, allebei zonder pijn- of vermoeidheidsklachten.

In een roze roes ruil ik het grootste deel van mijn lijf om. Bij de borsten twijfel ik even. Afgezien van wat littekens en zwaartekrachtverschijnselen heb ik eigenlijk geen nieuwe nodig. Maar de oude man heeft al een prachtpaar voor me uit de kast gehaald. 'Niet zo bescheiden,' lacht hij, 'zo'n kans krijg je niet gauw meer.' Ik loop over van dankbaarheid en geef hem twee klapzoenen op zijn rimpelige wangen.

In een roze pashokje achter in het winkeltje pas ik mijn nieuwe lijf. Alsof het voor me gemaakt is! En wat een perfectie! Het beweegt, buigt en strekt alsof het herboren is. Nergens pijn, nergens stijf en barstensvol energie. Alleen de voeten ruil ik bij nader inzien nog een keer om voor een paar met minder lange tenen.

Dansend kom ik het pashokje uit en maak een zwierige pirouette voor mijn weldoener. 'Dag meid, geniet er maar van hoor, er zit wel garantie op, maar tot de deur uiteraard.'

Uitgelaten en doof van geluk werp ik hem nog een kushandje toe, sluit het roze halve deurtje achter me en huppel het stille, roze straatje uit...

# Kwaalbalen

Na de eerste diagnose fibromyalgie door dr. Soerjanto, wilde ik er niets van weten, maar acht maanden later vertelde de reumatoloog hetzelfde. Ik kon er niet meer omheen. Met een verwijsbrief voor hydrotherapie in de hand verliet ik het ziekenhuis.

Ik zocht naar informatie over die ziekte die niemand in mijn omgeving kende en kon onthouden, laat staan uitspreken. De informatie maakte me wijzer maar niet gelukkiger en ik doorliep het hele proces van ontkenning, woede, verdriet en uiteindelijk acceptatie.

Hoewel... Met die acceptatie heb ik het nog wel eens moeilijk. Dan ben ik toch weer kwaad en opstandig. Kwaalkwaad. Op mijn lijf dat niet wil wat ík wil. Dat lijf dat me gevangen houdt, me zo verschrikkelijk beperkt.

Ik weet dat veel mensen er veel slechter aan toe zijn. Ik weet dat ik moet kijken naar de dingen die ik nog wél kan en niet naar wat niet meer kan. Ik weet het allemaal wel en pas het ook voortdurend toe. Maar soms lukt dat niet.

Meestal gaat het mis als er andere kwalen of kwaaltjes bij komen. Zoals een griep, oogontsteking of hernia-klachten. Of alles tegelijk. Dan ben ik even dat hele gevoel van acceptatie kwijt. Dan wil ik ongeremd kunnen mopperen, klagen en balen. Kwaalbalen.

Niet leuk voor mijn omgeving, dat weet ik ook wel. Ik voel me er dan ook al weer snel schuldig over en dat helpt meteen om het binnen de perken te houden. Maar het is heerlijk als het mag. Als iemand zegt: 'Gooi het er maar lekker uit, ik begrijp het best.'

Bij mij werkt dat als een wonderbaarlijk medicijn. Even dat begrip, die erkenning. Eigenlijk hoef ik dan al niet eens meer te brommen of te zeuren. Meestal maakt het mijn tranen los, huil ik lekker uit en voel me daarna als herboren. Herboren in dat dwarse fibromyalgielijf dat nu eenmaal bij me hoort.

# Beter laat dan nooit...

'Hoop doet leven'. 'Niet geschoten is altijd mis'. 'De aanhouder wint'.

Enige tijd geleden las ik over iemand die maar van alles bleef proberen om van fibromyalgie te 'genezen'. Wel, ik ben ook zo iemand, want: 'je weet nooit hoe een koe een haas vangt' en 'wie niet waagt, die niet wint'!

Dus bezocht ik in de loop van jaren en jaren - zowel voor als na de diagnose FM - diverse fysiotherapeuten, een manueeltherapeut, cesartherapeut, haptotherapeut en ontspanningstherapeut en oefende me thuis suf op elk nieuw gebied. Ik ging naar een osteopaat, mesoloog en natuurgenezers. Een befaamde 'tong'-aflezer was me te duur, maar 'een boom valt niet met de eerste slag', dus ik probeerde hydrotherapie en haalde Reiki in mijn leven. Ik hield me maandenlang nauwgezet aan een zwaar dieet, werd trouwe klant van peperdure natuurwinkels en viel kilo's af met behoud van alle klachten. Mijn bloed werd keer op keer onderzocht, variërend van één druppel tot buisjes vol. Ik lag op massagebanken en trilmatrassen en liet me magnetiseren en healen.

'Het doel heiligt de middelen': ik kocht een magnetisch kussen, magnetische armbanden, een pijnpen en een tweedehands hometrainer. Ik slikte wagonladingen voedingssupplementen ofwel antioxidanten, elixers en 'lichaamseigen stoffen', wondermiddelen en vitaminesprays. Het maakte slechts verschil uit in mijn portemonnee. Mijn nagels werden electro-fysiologisch gemeten, ik liet in mijn vingers prikken, in mijn buik kneden, aan mijn benen trekken, in mijn ogen mijn kwalen aflezen, maar ik liet me niet achter mijn oren krabben, dat moest ik uiteindelijk zelf doen! Evenals navelstaren. Want: 'als het niet gaat zoals het moet, dan moet het zoals het gaat'. Van tevergeefse hoop en moeite naar acceptatie.

Hielp er dan helemaal niets? Ach, soms werden de klachten erger, soms leek iets te helpen, maar nooit blijvend. Net zoals ik nu ook slechtere en betere dagen en periodes heb. Ik heb ontdekt dat ik me het beste voel bij ontspanningsoefeningen, eventueel mediteren en visualiseren en daartegenover voldoende beweging zonder dat ik mijn lichaam teveel belast. Ik heb een boekweitkussen dat me goed bevalt en mijn portemonnee blijft voller.

Tja, 'door schade en schande wordt men wijs' en 'al doende leert men'. Natuurlijk: 'een kat in nood maakt rare sprongen', maar 'als de gekken ter markt komen, verdienen de kramers geld'!

Onlangs adviseerde een goedbedoelende me om elke dag het vocht van één steel bleekselderie te drinken, vermengd met wortelsap. Dat zou verlichting van de pijnklachten geven, zijn schoonmoeder had er ook baat bij. 'Proberen kan toch geen kwaad?' zei hij. Even was er weer die twijfel, want: 'niet geschoten, altijd mis'... Maar nee, ik heb er geen zin meer in. Ik geloof dat ik eindelijk genezen ben. Op dat gebied dan. 'Beter laat dan nooit'. Bovendien kan het wel kwaad, want ik zou er een dure sapcentrifuge voor moeten kopen en lust geen bleekselderie!

'Krakende wagens rijden het langst'.

En voor u: 'een gewaarschuwd mens telt voor twee', dus: 'bezint eer gij begint'...

# Over de grens

Eén van de beste adviezen die ik ooit kreeg, kwam van een ontspanningstherapeute.

Ze weet hoe het leven met fibromyalgie eruit ziet. Ze weet dat je moet vermijden jezelf teveel te belasten, dat je niet teveel hooi op je vork kunt nemen, dat je je op tijd in acht moet nemen en moet zorgen voor voldoende rust. Ze weet ook wat de gevolgen zijn als je die regels uit je FM-handboekje aan je laars lapt. En toch zei ze toen tegen me: 'Sta jezelf toe om af en toe eens over je grenzen te gaan en geniet er dan ook van. Voel je niet bij voorbaat of achteraf schuldig omdat je de protesterende, heftige reactie van je lichaam over jezelf hebt afgeroepen, het eigen-schuld-dikke-bult-complex.'

Dat advies heb ik in mijn oren geknoopt en het komt met onregelmatige regelmaat van pas. Bijvoorbeeld op dagen als Koninginnedag. Of bij een ietwat uit de hand lopend feestavondje. Of bij een partijtje dubbeltennis dat zo lekker loopt, zodat je veel te lang doorgaat. Het komt dus van pas als je die dingen doet die eigenlijk niet meer kunnen, maar die je juist zo leuk vindt. En die af en toe ook gewoon moeten kunnen. Zeker en vooral als je een 'goede dag' hebt. De zorgen zijn dan even - letterlijk - voor morgen (en zeer waarschijnlijk ook voor over- en overovermorgen).

Dus sta en loop ik te lang op 30 april of de Uitmarkt, ren ik naar een buiten mijn bereik geslagen tennisbal en sta ik te swingen op een feestje alsof er niets aan de hand is.

Mijn medicijn bestaat bij sommige van die gelegenheden nog wel eens uit de juiste dosering wijn of bier, wat een weldadig versoepelend effect kan hebben op strakgespannen FM-spieren. Al met al geniet ik dan met volle teugen van die feestelijke momenten in mijn verder zo gezapige leventje. Lekker even dat doorbreken van het 'altijd rekening moeten houden met...'. Hoewel ik natuurlijk wel zeker moet weten dat er de 'day(s) after' niets van mij verlangd wordt, dat ik niet iets belangrijks of dringends moet doen. Want de dagen erna moet ik de uitspatting natuurlijk vreselijk bezuren. En hoewel ik daar dan echt niet blij mee ben, heb ik het er af en toe toch voor over. Het gevoel even 'normaal' te zijn en te 'leven' geeft me zo'n oppepper dat ik er weer even tegen kan. De extra pijn achteraf en het meestal compleet voor pampus liggen, neem ik op de koop toe. Dat is nu eenmaal 'part of the deal' en maakt zelfs dat ik blij ben dat ik het weer een tijdje rustig aan moet doen. En als dat rustig aan doen me te lang duurt en het van binnen weer begint te kriebelen, dan is er altijd wel weer een reden of aanleiding te vinden om even over die grens te gaan...

# Who cares?

De telefoon naast het bed rinkelt eerder dan de wekker, maar na het gesprek met mijn huisarts ben ik klaarwakker.

Een week na mijn allereerste optreden in het kader 'bevolkingsonderzoek borstkanker' is de uitslag bekend en verontrustend. Ik moet naar het ziekenhuis voor nader onderzoek. Mijn huisarts had nog getwijfeld of hij een paar dagen zou wachten met mij te bellen, want de afspraak die hij voor me kon maken is pas over ruim anderhalve week. Maar dan weet ik wel diezelfde dag meteen waar ik aan toe ben, zegt hij als troost.

Ik weet niet hoe ik die anderhalve week ben doorgekomen. Om het voorzichtig uit te drukken: niet bepaald de meest ontspannen periode in mijn leven. En dat is natuurlijk heel slecht voor mijn fibromyalgie. Maar 'who cares about fibromyalgie'? Mijn leven staat op z'n kop. Angst en onzekerheid strijden om het hardst. Geruststellende gedachten verliezen het keer op keer van ze. Die vermoeidheid? Die verkoudheid die maar niet over gaat?

Wat als…? En dan…? En hoe…?

Een vriendin gaat met me mee naar het ziekenhuis op de dag des oordeels. Hoewel ze niet veel meer kan doen dan het wachten tussen de verschillende onderzoeken verlichten, ben ik haar diep dankbaar voor de afleiding. Na lichamelijk onderzoek, echografie, zes mammografie-detailfoto's en een punctie, komen de verlossende woorden: er lijkt niets aan de hand te zijn. Wel over drie maanden terugkomen om alles voor de zekerheid nog eens over te doen. Dat zien we dan wel weer.

Een megapak spanning valt van me af.

Buiten schijnt de zon uitbundig en samen met mijn vriendin vier ik het leven op een terrasje. De witte wijn is koel en smaakte nooit beter. Proost meid, ik heb alleen maar fibromyalgie. Who cares?

# Hulp-behoevend

Het woord blijft even in de kamer hangen.

Zij is zich van geen kwaad bewust en gaat vol overgave door met het lappen van de ramen. Ik loop naar de keuken om thee in te schenken en roep achterom: 'Alleen het woord al, "hulpbehoevend"!'

Zij is mijn nieuwste hulp van de Thuiszorg. Het klikte meteen tussen ons en ik hoop dat ze voor 'vast' mag blijven komen. Er wordt namelijk nogal eens geschoven en verschoven bij de Thuiszorg. Sinds ik er een paar maanden geleden, dankzij een combinatie van fibromyalgie en twee operaties binnen zes weken, beroerd genoeg aan toe was om van deze zorg gebruik te mogen maken, ben ik inmiddels aan de vijfde hulp toe. Het is toch steeds weer even wennen voor beide partijen en bij de één voel je je meer 'thuis' dan bij de ander. Ik ga hier niet zeuren over de eveneens sterk uiteenlopende schoonmaakkwaliteiten, want hulp is hulp en ik heb geleerd dat je een gegeven paard niet in de bek, pardon mond, mag kijken. Zeker niet als je weet dat zorg een kostbaar goed is in deze tijd en je dus heel blij mag zijn als je het krijgt. Dan ben je dankbaar voor wie er ook maar met stofzuiger en dweil gewapend door je huis en spulletjes komt zwabberen.

Toch weet ik nog maar al te goed hoe ik na het eerste intakegesprek volgend op de hulpaanvraag een potje heb zitten janken. Het wanhopige gevoel dat ik toen had van alweer iets niet meer zelf kunnen beredderen, alweer een stapje terugdoen op die ladder van willen en kunnen. Daar staat natuurlijk wel tegenover dat je je zwaar-beperkte energievoorraadje dan ook eens kunt besteden aan leukere dingen dan toch je huis proberen schoon te houden.

Dus slik je, accepteer je maar weer eens en zie je vervolgens de zonnige kanten van de diverse hulpen aan je huishemeltje voorbijtrekken.

Een Braziliaanse ex-priesteres zette prachtig zingend het hele huis op zijn kop, een eveneens Braziliaanse dans-choreograaf annex zanger in een band repareerde vakkundig de luxaflex toen die naar beneden stortte bij het poetsen, een geslaagde VWO-ster bracht stoffige schilderijen terug naar vergeten kleuren voordat ze een verre reis ging maken om daarna kinderarts te gaan worden, een ras-Amsterdamse vertelde sappige werkervaringen tijdens haar peukpauzes en nu staat een Hongaarse lieverd mijn ramen dus te lappen om haar studie psychologie te kunnen bekostigen.

Midden in een aangenaam gesprek zegt ze terloops: 'Ja, zeker als je hulpbehoevend bent natuurlijk.' Dat woord slaat op mij en het treft me onverwacht hard, hoewel ze het juist goed bedoelt. Want zo zie ik mezelf helemaal niet! Hulpbehoevend? Ik?

Het roept zo'n invalidenbeeld op, het heeft zo'n nare, hulpeloze klank. En ik ben niet invalide en ook niet hulpeloos. Ik heb slechts een hulp-behoevend huis!

# Digitaal verliefd (1)

Na een aantal bizarre miskleunen op het liefdespad heb ik uiteindelijk besloten om dan maar single te blijven. Voor mij geen teleurstellingen en nare ervaringen meer. Lekker rustig. En ondanks de momenten van eenzaamheid en frustratie, gaat het me steeds beter af. Alles went (behalve een vent, inderdaad). Het met niemand rekening hoeven houden is een voordeel, zeker als je FM hebt. Natuurlijk is het nadeel dat je overal alleen voor staat. Maar ook dat went.

Dus het 'snelzoektestje' van een datingsite op mijn startpagina van het internet, klikte ik puur voor de grap aan. Misschien ook wel uit nieuwsgierigheid, laat ik eerlijk zijn. Die paar muisklikken hebben mijn leventje inmiddels behoorlijk op zijn kop gezet. Sinds een paar weken draait alles om chatten, mailen en de digitale verliefdheid van twee mensen die de puberleeftijd toch echt al ver achter zich hebben gelaten. We kennen allebei uiteraard de risico's die eraan verbonden zijn. We hebben elkaar nog nooit gezien. Maar we weten wel dat we op geestelijk gebied weg zijn van elkaar. Dat we de 'kriebels' hebben. En dat we elkaar gaan ontmoeten. Hoewel we ook bang zijn dat het op een teleurstelling zal uitlopen. Die kans is natuurlijk levensgroot aanwezig. En dan zijn we kwijt wat we nu hebben. Dat verliefde, spannende, opwindende gevoel. Dat uitkijken naar lieve, grappige mails, sms-jes en lange chatsessies tot diep in de nacht. Na een extreem lange chat crashte mijn computer. Aangezien het te lang duurde voor dit probleem bleek te kunnen worden opgelost, hebben we inmiddels ook telefonisch contact. Wederom lange gesprekken. Waarbij het eerst even wennen was aan de stem, maar die ervoor hebben gezorgd dat we steeds dichterbij elkaar komen. De aanvankelijke voorzichtigheid en terughoudendheid verdwijnen stukje bij beetje. De datum voor 'de ontmoeting' is al vastgesteld. Een etentje gaat het worden. Als ik er aan denk krijg ik nu al geen hap door mijn keel. Ik kijk ernaar uit en zie er tegenop tegelijkertijd. Wat als we elkaar niet aantrekkelijk vinden? Of de een ziet het helemaal zitten en de ander niet? En wanneer moet ik het over FM gaan hebben? Nu al? Of eerst maar eens afwachten hoe we op elkaar reageren? Dat laatste lijkt me eigenlijk het beste, maar is dat wel eerlijk tegenover hem? Zou hij het niet van tevoren moeten weten om bijtijds te kunnen beslissen of hij het al dan niet een bezwaar vindt? Maar hij zal mij toch ook niet nu al alles vertellen? Mogelijke 'minpunten'? En als je iemand 'live' leert kennen zeg je toch ook niet meteen alles? Het voelt een beetje als een vergelijkbaar dilemma bij een sollicitatie-gesprek bijvoorbeeld. Vertel ik het wel of vertel ik het niet. En wat blijft er trouwens nu over van mijn voornemen om single te blijven? Ach, ik zie het allemaal wel en geniet er op dit moment met volle teugen van. Het maakt me happy en ik hoef er niet eens de deur voor uit. Leve het digitale tijdperk!

# Verborgen gebreken

Heel af en toe kan ik zomaar ineens jaloers zijn op iemand met een gebroken been op krukken of een ander met de arm in een mitella. En dan met name op het feit dat deze mensen – zelfs ongevraagd – van alle kanten overspoeld worden met begrip, aandacht en hulp. Hun handicap is zichtbaar, verklaarbaar en invoelbaar. Dat staat garant voor medeleven van bekenden en onbekenden. In de tram springt men voor je op, in winkels is men extra vriendelijk en behulpzaam, op straat houden wildvreemden op zijn minst rekening met je.

Kom daar als FM'er maar eens om! Wij met onze verborgen gebreken! De pijnen en uitputting die ons kunnen teisteren zijn niet te zien aan de buitenkant. We zien er meestal sterk en gezond uit. Op zich is dat natuurlijk heerlijk, iets om juist dankbaar voor te zijn. En dat ben ik ook wel degelijk. Ik zou echt niet graag willen ruilen met een andere vorm van reuma bijvoorbeeld, waarbij hele gewrichten vervormen. Het is alleen soms zo verdomd lastig als niemand aan je ziet hoe belabberd je je voelt. Dat je benen het bijna begeven in die overvolle tram. Dat je verrekt van de pijn in die lange rij bij de kassa. Dat je niet weet hoe je dat laatste stukje naar huis moet overbruggen. Op zulke momenten zegt men niet: 'Gaat u maar lekker zitten, ik kan staan' of: 'Gaat u maar even voor hoor, ik heb de tijd.' Waarom zouden ze ook? Misschien hebben ze zelf wel hoofdpijn of een slechte rug, wie zal het zeggen? En dat zie ik dan ook niet, dus hoe zou ik er op mijn beurt rekening mee kunnen houden?

Niemand valt dus iets te verwijten, ook je directe omgeving niet als ze 'vergeten' dat je fibromyalgie hebt.

We kunnen er zelf – gelukkig – al niet de hele dag bij stilstaan dat we FM hebben, laat staan dat een ander dat kan. Bovendien zie ik mezelf graag als een 'normaal' mens en wil zo ook gezien en behandeld worden. Ik heb fibromyalgie maar ben het niet! Dus wat zeur ik nou eigenlijk? Ach, laat me maar even dan is het zo weer over. Ik ben ook maar een mens. Een mens met verborgen gebreken, maar gelukkig zonder gebroken been.

# Digitaal verliefd (2)

In een eerdere column was te lezen hoe ik plotseling in de ban was van een digitale verliefdheid die zelfs mijn computer liet crashen. Mijn computer is inmiddels opgelapt en doet weer normaal, maar zelf verkeer ik nog steeds in een staat van puberale zweverigheid. Op verzoek van trouwe en nieuwsgierige lezers zal ik proberen deze zweeftoestand even te verlaten zodat ik in staat ben op enigszins nuchtere wijze dit vervolg te schrijven.

Vanaf het eerste ogenblik dat we elkaar 'live' zagen, zat het goed. Geen moment van onbehagen of ongemakkelijke stiltes, hoewel ik geen flauw idee heb waar we het over gehad hebben die avond. We bleven maar naar elkaar kijken en lachen, zogen elk detail van de ander in ons op.

We waren veel te vroeg voor de reservering in het restaurant en liepen een stuk op een windstil strand dat bedekt was met krakende restjes sneeuw. Mens noch hond te zien, wel een bijna ongeloofwaardig uitbundige sterrenhemel en een daardoor wel zeer romantisch verlichte zee. Toen hij mijn hand pakte wist ik dat deze avond niet meer stuk kon. Zelfs niet toen ik in het restaurant mijn bestek op de grond liet kletteren en hij vijf minuten later zijn glas omstootte waardoor de inhoud vrolijk bruisend over de tafel heen in mijn schoot terechtkwam. Ik was overigens wel blij dat het geen rode wijn was... Gelukkig leveren de praat- en lachspieren bij fibromyalgie geen problemen op, want dat deden we volop! Kijken, lachen, praten. Praten, giechelen, kijken. Twee volwassen pubers. Heerlijk dus!

En dat is het nog steeds. Het is niet bij die ene avond gebleven en het lijkt of we in een stroomversnelling terecht zijn gekomen. Het liefst doen we alles samen en zijn we zeven dagen per week, vierentwintig uur per dag bij elkaar. Door diverse omstandigheden kan dat (nog) niet en dat is maar goed ook. Want natuurlijk ben ik bang dat mijn FM-lijf het allemaal niet bij kan benen, ondanks de gigantische energiestoot die dit niet meer verwachte geluk nog eens als extra-extraatje oplevert. Na veel wikken en wegen had ik uiteindelijk toch al vóór 'de ontmoeting' verteld over de fibromyalgie en zijn reactie was nuchter en positief. Hij ziet het als een uitdaging om te kijken of er meer mogelijk is dan ik nu denk. Misschien heeft hij daar voor een deel gelijk in en ik wil het graag uitproberen. Maar ik weet ook dat ik moet oppassen niet op mijn tenen te gaan lopen, me flinker voor te doen dan FM me toestaat. Uiteindelijk hebben we besloten er niet al teveel over te praten, niet van tevoren al te somberen over eventueel toekomstige problemen. We zien het wel als het zover is. Ik ben er wel open en eerlijk over geweest en dat geeft nu een ontspannen gevoel. Bovendien lust ik voorlopig de hele wereld inclusief FM rauw. Kom maar op, ik kan het aan!

# Erg, erger, ergst

Onlangs hoorde ik iemand zeggen dat ME (chronisch vermoeidheidssyndroom) veel erger is dan FM (fibromyalgie). Die iemand had zelf ME.

Toen ik dat hoorde gingen mijn haren lichtelijk overeind staan. Hoezo 'erger'? Wie bepaalt dat dan? Hoe is dat te meten?

Bovendien is het mijns inziens niet zo toevallig dat veel mensen zowel FM als ME hebben. Het is in bepaalde gevallen maar net bij wat voor soort arts je terechtkomt. De één constateert wellicht FM, de ander misschien juist ME en als je 'mazzel' hebt krijg je er twee voor de prijs van één! De symptomen liggen zo dicht bij elkaar dat een duidelijk onderscheid niet altijd valt te maken bij deze ziekte-zusjes.

Als FM'er vind ik het eerlijk gezegd al moeilijk om voor mezelf te bepalen wat erger is, de pijnen of de vermoeidheid. Pijn is natuurlijk afschuwelijk, maar je kan ermee leren leven en er bestaan godzijdank pijnstillers. Vermoeidheid daarentegen legt je compleet lam en slapen helpt niet of nooit genoeg. Is dat misschien de reden waarom die iemand ME erger noemde? Maar én pijn én moe is toch ook niet alles? Zowel FM als ME hebben méérdere, bijkomende symptomen, maar de hoofd-kenmerken zijn toch wel respectievelijk pijn en vermoeidheid en bij allebei zijn daarin zeer verschillende gradaties mogelijk.

Alleen daarom al lijkt het mij onmogelijk om te praten over 'erger', dit soort dingen is gewoonweg niet te vergelijken. Is iemand die altijd hoofdpijn heeft maar verder wel alles kan, beter af dan iemand met ME of FM? Is een gebroken been minder 'erg' dan een gebroken arm?

Ik heb ook wel eens iemand een vergelijking horen maken tussen verschillende vormen van verdriet. Zo zou het verdriet na het overlijden van de partner erger zijn dan na een scheiding. Ook daar zet ik mijn vraagtekens bij. Elke situatie is toch weer anders? En de mate van verdriet hangt toch van heel veel verschillende omstandigheden af? Bovendien: verdriet is verdriet en sowieso een gevoel dat simpelweg gelukkig zijn in de weg staat. En alles wat gelukkig zijn in de weg staat is 'erg', of het nu gaat om een ziekte, verdriet, eenzaamheid of armoede. Of om dat alles tegelijk en dat is pas écht erger!

Ik denk dat ieder voor zich beter kan kijken naar wat nog wél mogelijk is, wat nog wél meezit, waar nog wél plezier uit te halen valt in plaats van vergelijkingen te maken op het gebied van erg, erger, ergst.

Uiteraard valt dat niet altijd mee. Dan denk ik maar aan wat ik ook eens iemand hoorde zeggen. Een oude, wijs geworden man zei het met tranen in zijn ogen: 'Count your blessings, count them day by day and count them one by one' ofwel: 'tel je zegeningen, tel ze elke dag weer en tel ze één voor één!'

Ik hoop van harte dat er voor iedereen met FM en/of ME, of met welke ziekte, met hoeveel verdriet, armoede of eenzaamheid dan ook, nog heel veel valt te tellen!

# Van A. naar A.

Mijn leven speelt zich momenteel af tussen stad A. en stad(je) A.

In stad A. woon ik zelf, in stad(je) A. huist mijn geliefde.

En dus maak ik lijstjes en plan dagen vooruit. Ik pak in en weer uit. Weekend- en toilettas zijn vrijwel continu in gebruik. Vuil wasgoed en restjes uit de koelkast verhuizen van A. naar A. en omgekeerd en als ik de ophaaldag mis wordt zelfs mijn vuilniszak in dat andere stad(je) gedeponeerd.

In het ene huis is de bank comfortabeler voor mijn FM-lijf, in het andere huis het bed.

In het andere huis is meer werk aan de winkel maar daar staan een vaatwasser en wasdroger tegenover. Het ene huis vereist het beklimmen van drie trappen om binnen te komen, maar dan heb je het ook gehad. Het andere huis loop je moeiteloos in maar heeft er twee in zijn inwendige verborgen die diverse keren per dag bedwongen moeten worden.

Het ene huis is nooit echt koud in de winter, het andere lekker koel in de zomer.

Muziek is gelukkig in beide huizen in overvloed aanwezig, maar in de ene stad staat de piano, gecompenseerd door de jukebox in het andere stad(je). In het ene huis is het soms te stil, in het andere soms te druk. Het ene huis heeft zelfs geen balkon, het andere een riante tuin. Maar het ene huis heeft weer de allerbeste ijsblokjesbakjes die er bestaan…

Stad A. is vol herrie maar vertrouwd, stad(je) A. een stuk vrediger maar onbekend.

In stad A. is alles makkelijk met tram, bus of fiets te bereiken, in stad(je) A. weten ze niet hoe een tram eruitziet maar staat wel de auto voor de deur. In stad A. vreten de parkeermeters het zakgeld op, in stad(je) A. spaart de eigen garage dat geld uit zodat we het zelf kunnen opeten in een leuk restaurantje.

Stad A. is mijn thuis, stad(je) A. moet dat nog gaan worden.

Het verdelen van tijd en aandacht over twee huizen kost energie en valt dus niet altijd mee. En dat fibromyalgie daarin niet bepaald meewerkt zal u niet verbazen. Rust, ritme en regelmaat zijn op het ogenblik ver te zoeken, met alle lichamelijke gevolgen van dien. Maar ik heb het er met al mijn liefde graag voor over en weet dat deze situatie slechts tijdelijk is.

Van A. naar A., het heeft ook wel wat. Weinig kans voor 'vadertje sleur' om toe te slaan. Het opwindende gevoel om vaak pas op het laatste moment te weten in welk huis je zal zijn. Het smachten naar dat heerlijke bed als je er niet in kunt liggen en daartegenover het verlangen naar die lekkere bank als je dáár bent.

En uiteindelijk is toch het allerbelangrijkste dat je bij elkaar kunt zijn, waar en hoe dan ook. Dus gaat de reis van A. naar A. en terug. En FM reist berustend mee.

# Emoties

We kennen het allemaal. Zo'n ochtend waarop je bij het ontwaken al voelt dat het een zware, zware dag gaat worden. Het liefst zou je in je bed willen blijven. Maar dat kan niet altijd. Dus je hijst jezelf eruit en sleept jezelf op gang. Een gezond mens zou denken aan een zware griep. Wij weten beter want we hebben het zo vaak. Het is ons maatje fibromyalgie dat ons goedemorgen kust.

Alles doet pijn. Ledematen voelen als lood. Tandenpoetsen is te vergelijken met het beklimmen van de Mount Everest. Wassen en aankleden met een survivaltocht in de Ardennen. Haren kammen met een marathon van Groningen tot Maastricht. En dat diezelfde haren eigenlijk gewassen moeten worden is een gedachte die maar meteen zover mogelijk weggedrukt wordt. Morgen maar, dan gaat het misschien weer wat beter...

Je stoot je teen tegen de loeiharde poot van de bank, struikelt over een verdwaalde schoen, laat om de haverklap iets uit je handen vallen. Je kan wel janken.

Je hoofd zit vol watten, helder nadenken lijkt tot de mogelijkheden uit een ver verleden te behoren. Een drilboor op straat heeft de capaciteit om je bijna tot waanzin te drijven, maar datzelfde geldt voor de piano van de buren. Je zet door, de dagelijkse routineklusjes.

De post bestaat uit rekeningen en bedelbrieven. De telefoon rinkelt om aandacht. Een automatische mevrouw spreekt je vanaf een bandje toe namens een marktonderzoekbureau dat nieuwsgierig is naar het leesgedrag van de Nederlander. 'Na het beantwoorden van enkele vragen hebben wij een aantrekkelijke aanbieding voor u! Toets 1 om verder te gaan.' Tierend smijt ik de hoorn op het toestel. Het moet niet gekker worden!

's Middags begeeft de wasmachine het midden in een programma. Het is een voorlader en het wasgoed grijnst me wreed toe vanachter het raampje. Ik zie dat het water nog tot ver boven acceptabel niveau staat. Leegpompen dan maar denk ik wanhopig. Maar de pomp doet het niet. Shit! Aangezien ik op de zolder waar het kreng staat geen andere afvoermogelijkheid heb, sjouw ik oeverloos trap op, trap af met bakjes water en hoopjes smerig wasgoed. Alles is nat, overal is het een bende, grote dweilen proberen tevergeefs de overvloed aan water te stelpen. Ik ben lichamelijk kapot, probeer te redden wat er te redden valt. Daarna huil ik tranen met tuiten. Van woede, frustratie, wanhoop, pijn, vermoeidheid, ellende en verdriet. Dan droog ik mijn gezicht dat er natuurlijk niet meer uitziet, geef een rotschop tegen de nog altijd verdwaalde schoen, smijt een weerloos kussen door de kamer en eet drie grote eetlepels uit de pot pindakaas. En ik was nog wel zo lekker aan het lijnen...

Als ik 's avonds mijn computer aanzet blijk ik maar liefst vijf virusmailtjes te hebben ontvangen. Gelukkig wel effectief bewerkt door de scanner. Dat zit dan weer eens mee!

Mijn sterrenbeeld is Schorpioen. Ik ben dus een vat vol emoties. Heftige emoties. Niet zomaar wat. Af en toe word ik er zelf een beetje moe van. Mag het wel een onsje minder. Maar ja, lieverkoekjes worden niet gebakken. Ik zal het er mee moeten doen. En mijn dierbaren ook, hoewel die natuurlijk nog altijd gillend kunnen wegrennen. Gelukkig ben ik ook heel lief. En trouw. En eerlijk. En spontaan. En... zo kan-ie wel weer.

Emoties zijn lastig. Je kunt er zo goed mogelijk mee leren omgaan, maar ze zijn vaak sterker dan jijzelf. Ze hebben volgens mij wel een functie. Ze helpen je dingen te verwerken. Zoals pijn, machteloosheid en wanhoop. Als je ze maar toestaat. Voel die woede maar. Laat dat verdriet maar over je heen komen. Geef er maar aan toe. Pas daarna kan de berusting komen, het accepteren van wat niet te veranderen is. Bij een diagnose als fibromyalgie zal dat een heel proces betekenen. Waar de een beter mee om kan gaan dan de ander. Wat bij de een snel kan gaan en bij de ander juist lang kan duren. Het zij zo, je kunt er niet omheen maar moet er dwars doorheen. Ik weet er helaas alles van en wens een ieder die het nodig heeft veel functioneel getier en gejank toe!

# Filosofietje

Stel: je hebt een gezond lijf.
Stel: je kan alles doen wat je wilt.
Stel: je barst van de energie.
Stel: je hebt een kéuze!
Stel: ..............

Hou maar op. Het zit er gewoonweg niet in. Helaas. Maar toch, stel nou dat...

Wat dan? Hoe zou je leven er dan uitzien? Wat zou je doen? Waar zou je voor kiezen? Zou ik een carrièrevrouw zijn geworden? Of de moeder van een gezin met zeven kinderen? Of was ik meer de kant van de sport opgegaan? De sportacademie? De aanvraag voor de studiebeurs was de deur al uit. Maar tja, het lijf weigerde. Dus dat was dat. En toen?

Zou ik misschien zijn gaan reizen? Was ik wellicht journaliste geworden? Of was ik gewoon in mijn eigen land gebleven om me daar sterk te maken voor de zwakkeren in de samenleving? Hoe had ik tegen de dingen, de mensen, het leven aangekeken? Was ik anders geweest dan nu? Fibromyalgie heeft een behoorlijk stempel op mijn leven gedrukt. Dat is wel zeker. Vanaf mijn puberleeftijd heb ik niet alles kunnen doen wat ik wilde. Het had toen nog geen naam. Maar ik had er wel last van. Het beïnvloedde mijn leven wel. Het legde me beperkingen op, of ik wilde of niet. Of ik het me bewust was of niet. Hoe was ik geweest zonder fibromyalgie? Wie was ik geworden? Heeft het invloed gehad op mijn karakter? Was ik een ander mens geweest als FM mijn deur voorbij was gelopen?

Ik denk van wel. Nee, ik weet het wel zeker. Ongemerkt, haast sluipend, stel je je leven helemaal in op fibromyalgie. Je gaat ernaar leven. Je houdt er – al dan niet bewust – rekening mee. Je wéét je grenzen. Je ként je beperkingen. En als je na een paar keer – tegen beter weten in – toch weer op je bek gaat, dan moet je je conclusies uiteindelijk wel eens een keer trekken. Dan moet je je lesje wel eens leren. Dus pas je je aan. Hou je rekening met.

En daardoor verander je. Zet je je hoogste eisen om in accepteren van wat niet kan. Neem je genoegen met minder. Ben je blijer met minder. Dat is trouwens heel positief. Dat moeten we niet vergeten. Daardoor leer je, word je een 'beter' mens. Dát aspect zou je zelfs een ander toewensen. Een tijdje flinke narigheid om een 'beter' mens te worden. Veel mensen gaat het veel te goed in deze wereld. Dat zeg ik niet omdat ik jaloers of afgunstig ben. Begrijp me niet verkeerd. Ik gun iedereen alles en meer, van harte! Echt waar! Ik bedoel alleen dat men ervan zou kunnen leren. En daardoor meer begrip zou kunnen opbrengen voor de minder bedeelden in deze wereld. Waardoor het een hele mooie wereld zou kunnen worden.

Maar ach, dit is maar een filosofietje. Wat móet je ermee? Wat kán je ermee? Helemaal niets! Evengoed is het soms toch wel eens aangenaam om er even over te filosoferen.

En wat als me ineens écht het mes op de keel zou worden gezet? Wat zou ik dan kiezen? Een leven mét FM? Of een leven zónder? Ik weet het niet! Eerlijk! Fibromyalgie heeft me zowel gebroken als gemaakt. FM is een stukje van mijzelf geworden. Hoewel ik het háát, hoewel ik het kan vervloeken! Fibromyalgie is tegelijkertijd een vriend geworden. Een vriend met kuren en smerige rotstreken, maar toch, een vriend. Een vriend die mijn leven beheerst en overheerst. Een vriend die me ondanks alles veel positiefs heeft opgeleverd. En dus: een vriend! Ik ben nu wie ik ben. Met FM en al. Met pluspunten en minpunten. Met geluk en met verdriet. Met alles erop en eraan. Kortom: ik leef!

# Geachte professor Bram Buunk,

Had u ook vernomen dat het chronisch vermoeidheids-syndroom CVS (ME), maatje van fibromyalgie (FM), eindelijk erkend werd als echte ziekte? Dat dat gesteld werd door een commissie van de Gezondheidsraad na langdurig, uitgebreid onderzoek onder leiding van oud-minister Borst van Volksgezondheid? Dan heeft u ook vast wel vernomen dat de minister van Volksgezondheid, Hoogervorst, er maar héél weinig tijd voor nodig had om de conclusie en het advies van de Gezondheidsraad naast zich neer te leggen. Fijn, bedankt Hoogervorst! En bedankt professor Buunk!

(Even ter verduidelijking: prof. dr. A.P. Buunk is hoogleraar sociale psychologie aan de Rijksuniversiteit Groningen en spreekt zich in artikelen en op televisie graag uit over 'modeziektes' zoals ME en FM. Ook in het FES-magazine staat zijn mening zwart(op)wit: 'Wie erg op ieder pijntje gaat letten voelt altijd wel wat. Wanneer mensen een of andere pijn denken te voelen, dan kan die pijn toenemen en chronisch worden. Vervolgens kan de overtuiging post vatten dat men een lichamelijke ziekte heeft. Want men lijdt echt. Wanneer men zich na een zoektocht door het medische circuit onbegrepen en niet erkend voelt en dan ergens leest over fibromyalgie, kan er een gevoel van herkenning ontstaan van dat heb ik ook.' En: 'Fibromyalgiepatiënten hebben zo'n heftige weerstand om te erkennen dat de geest en het gedrag wel eens de klachten zouden kunnen beïnvloeden.'

Professor Buunk weet zeker dat mensen vaak onvrede voelen door allerlei omstandigheden en dat die onvrede wordt omgezet in pijnklachten door het menselijk waarschuwingssysteem dat pijn signaleert en dat te scherp afgesteld kan zijn. Als hij in een televisieprogramma geconfronteerd wordt met een ME-patiënte die hem duidelijk uitlegt dat zij er ALLES aan gedaan heeft om zich beter te voelen, inclusief psychisch onderzoek, juist omdat zij wilde weten of mogelijk haar geest en gedrag invloed hadden op haar klachten, walst hij daar lekker overheen. Het lijkt wel of hij niet WIL luisteren!)

Elke keer als ik iets van u verneem, professor Buunk, word ik kwaad! Aan mensen zoals u hebben we het te danken dat zowel ME als FM nog altijd niet serieus erkend worden! Hoe kan ik u uitleggen hoe het is als je al van jongs af aan sneller moe bent dan 'normaal' is, als je in de puberperiode al onderzoeken krijgt omdat je zo weinig energie hebt, als er daarna spierklachten en pijnen bijkomen die maar niet overgaan, wat je ook probeert. Hoe kan ik u uitleggen dat de zoektocht door het medische circuit inderdaad zwaar frustrerend is en dat dan voor het eerst de term 'fibromyalgie' valt bij een gerenommeerd revalidatiearts (waar je na doorverwijzing terechtkomt, je kent hém niet, laat staan dat onuitspreekbare woord!). Dat je er eerst helemaal niet áán wilt, want het zál wel, wéér iets nieuws; totdat het enige tijd later opnieuw opduikt, een reumatoloog stelt het deze keer vast. Dat je er pas dán over gaat lezen en herkenning vindt en dat de zogenaamde 'opluchting van de diagnose' zoals u zegt, uiteindelijk slechts een illusie blijkt te zijn, want je kán er helemaal niets mee! Alleen kan dan wél het proces van acceptatie en er beter mee om leren gaan beginnen. Je klachten blijven echter gewoon bestaan.

Ik hoop van harte, professor Buunk, dat u niet op zekere dag wakker wordt met bijvoorbeeld een hoofdpijn die niet te verklaren is, die jarenlang dag in dag uit aanhoudt en waarvoor uiteindelijk geen remedie blijkt te bestaan, maar ik zou wel heel graag willen weten hoe u er dán over zou denken.

Toen ik door verhuizing een andere huisarts kreeg, vroeg ik hem bij het kennismakingsgesprekje hoe hij tegenover fibromyalgie stond en zijn antwoord stelde me helemaal gerust: 'FM zit net zoveel "tussen de oren" als welke ziekte dan ook.' Natuurlijk weten we inmiddels dat lichaam en geest één zijn en dat ook gedrag invloed heeft op ons welzijn. Maar dat is heel wat anders dan hoe u het stelt professor Buunk! Dat tegenwoordig wellicht al te gemakkelijk de diagnose ME of FM wordt gesteld is mogelijk, maar dat iemand met bijvoorbeeld een chronische tennisarm het stempel fibromyalgie meekrijgt is niet ónze fout. En dat nog geen enkele arts DE oorzaak en DE oplossing voor FM heeft kan ons ook niet worden aangerekend! Wij hopen met z'n allen gewoon nog steeds op Het Ei van Columbus en zitten echt niet te wachten op Het Ei van Buunk!

# Dozen

De vlag kan uit, de champagnefles open, we wonen samen mijn lief en ik!

Eindelijk permanent in één huis, het zijne om precies te zijn. We hebben er door allerlei omstandigheden lang op moeten wachten, maar na de nodige beproevingen mogen we nu gaan oogsten en tot rust komen. Hoewel, tot rust komen... Er is nog een laatste 'probleempje' en dat is het leeghalen van het ándere huis, het mijne dus. Om de problematiek hiervan duidelijk te maken is wellicht wat informatie nodig:

1. Beide huizen barsten uit hun voegen door de hoeveelheid spullen.
2. Beide personen zijn wat je noemt 'verzamelaars'.
3. Beide personen hechten sterk aan hun spullen, of het nu om recente aanschaf of oude rotzooi gaat.
4. Beide personen kunnen niet 'weggooien'.
5. Beide personen geven niet graag toe als het om dit soort zaken gaat.

Kunt u zich voorstellen hoe een en ander zich momenteel afspeelt? Het is maar goed dat we zoveel van elkaar houden...

Gelukkig zijn we niet alleen in het bezit van een flinke zolder maar ook – Dank U Heer – van maar liefst twee garages. Daar moeten weliswaar ook twee auto's in, maar met een beetje zorgvuldig inparkeren kom je een eind. We zijn een kei geworden in het omzeilen van torens bananendozen en opgestapeld meubilair en troosten onszelf met de gedachten aan rommelmarkten, koninginnedag, garageverkopen, kofferbakverkopen en dankbare kinderen die ooit nog wel van alles kunnen gebruiken. Vooral naarmate ons gebrek aan ruimte toeneemt en we wanhopig de stapels zien groeien.

Voorlopig is het al lastig om te bepalen wát wáárheen gaat: 'Nemen we jóuw pannenset of de míjne? Míjn blikopener doet het veel beter toch? Als dat tafeltje van jou nou weggaat, kan dat leuke kastje van mij daar net staan. En dat schilderij is nog van mijn oma geweest, dat wil ik echt ophangen hoor! Kan die reproductie niet weg daar? Ja, dat begrijp ik, maar ík moet óók veel wegdoen, er mag hier toch ook wel iets van míj aan de muur hangen?

Vind je het niet veel beter zo? Niet? Oké, dan maar weer terugzetten zoals het stond! Waar je dat oude servies moet laten? In de garage gewoon! Hoezo op zolder? Mijn keukenspullen moeten toch ook in de garage? Die zolder staat al vol hoor! Ja, inderdaad, met jóuw troep! Kan dáár dan niet wat van weg? Desnoods naar de garage?'

Onze redding is dat we ieder ook nog een éigen kamer kunnen inruimen. Om in te werken of te hobbyen. Met onze eigen spulletjes om ons heen die we niet kwijt willen en waar geen andere plek voor is. Bijvoorbeeld die honderden boeken of die duizenden singletjes of dat ene leuke kastje.

Dus stouwen we in míjn huis die ontzettend handige, door mijn lief al maandenlang verzamelde, bananendozen vol, sjouwen ze drie trappen af, overbelasten de laadruimte van de auto, zeulen ze na een uurtje in zíjn huis weer naar binnen en vervolgens één of twee trappen op. Na wat eten, drinken en zoenen begint het grote uitzoekwerk. Doos na doos na doos. Dít naar zolder, dít op míjn kamer, dít naar de garage. Dát kan dáár wel staan en ach, dát kan ook eigenlijk wel weg. We zijn er nog wel even zoet mee voorlopig.

Gelukkig kunnen we er ook om lachen als we eenmaal verkreukeld en uitgeblust een pizza bestellen. Als onze rug het begeeft. Als nek, schouders, armen, knieën en ellebogen dramatisch protesteren. Als fibromyalgie het uitschreeuwt. Af en toe geeft het lijf het gewoon even op. Dan wil je nog wel van alles, maar helaas pindakaas. Het lijf wil rust en herstellen. Vooruit dan maar. Dan doen we er maar wat langer over. We komen er wel uit. Dankzij de zolder, de garages en de dozen. Bovendien kopen we een aantal dingen helemaal nieuw. Lekker sámen uitzoeken! Gelukkig hebben we dezelfde smaak, dat is tenminste geen probleem.

En wat is nou uiteindelijk het samenvoegen van twee huizen vergeleken bij het samenvoegen van twee levens? Over dat laatste zou ik in plaats van een column een heel boek kunnen schrijven! En wie weet komt dat er nog eens van, straks, in alle rust. Schrijven in die heerlijke tuin die ik er zomaar bij krijg, of riant op mijn eigen kamer, met mijn spulletjes om me heen. Maar nu eerst nog maar eens een doos uitpakken…

# Krampramp

'Eén nacht alleen...' hoor ik popgroep Doe Maar op de radio zingen en ik brul luidkeels vanuit mijn tenen mee. Zeker niet omdat ik zo graag zonder mijn lief zou willen slapen, maar omdat ik heel wat over zou hebben voor een lange, lange, ongestoorde, verkwikkende nacht. Een nacht zonder FM dus! Een nacht zonder pijnlijke en onrustige verstoringen. Ik droom van een nacht met slechts zoete dromen. Maar dromen zijn nog altijd bedrog, de realiteit is anders.

02.00 uur 's nachts: Ik word wakker omdat de arm en schouder waar ik op lig pijn doen. Moeizaam draai ik me om en voel me 103 jaar oud. Ik houd mijn ogen vastbesloten dicht, in de hoop heel snel weer te kunnen wegglijden in het vervolg van die broodnodige slaap. Ik probeer nergens aan te denken. De kramp zoekt een weg door mijn lijf en vindt zoals altijd wel één of meerdere plekken. Naast me hoor ik zacht en tevreden gesnurk. Ik adem rustig mee op het ritme en ontspan. Mijn handen kloppen en steken. Ik doe een ontspanningsoefening. Mijn voeten lijken in brand te staan. Ik visualiseer mijn eigen palmenstrandje. Ik ruik de zee, hoor de vogels, voel de genezende warmte. Mijn hart bonkt in mijn borstkas. Een oud liedje speelt door mijn hoofd: ''k Zal je pakken, 'k zal je pakken, zei de toverheks...'. Een leuk liedje, maar dat ging wel over Catootje die naar de Botermarkt ging en die 'kon maken wat ze wou'. Ikzelf ga helemaal niet naar de Botermarkt maar lig gewoon in mijn bed. Bovendien kan ik ook niet maken wat ik wil, zeker niet van boter. Waarom dan dat: 'k zal je pakken? Ik denk erover na, leuke afleiding. En ineens weet ik het. Omdat het je op ieder moment kan overvallen. En natuurlijk bij voorkeur op de meest ongelegen momenten. 's Nachts bijvoorbeeld. Wat kan je dan overvallen? De krampramp. De FM-aanval. Hoe je het ook maar wilt noemen. Het pakt je en het zal je pakken. Genadeloos slaat het toe. Tenen en vingers verstijven en verkrampen. Een steek dwars door je schouderblad, een scheut door je bil. Een lange spier in je been lijkt te scheuren. Pijn, pijn, pijn...

Wat ik zelf nogal opvallend vind is dat het vaak juist begint tijdens ontspannen toestand, alsof het er dan allemaal eens even extra goed uitkomt. Klaar ben je ermee! En klaarwakker ook inmiddels! Mijn partner kreunt in zijn slaap, mompelt - jammer genoeg - onverstaanbare woorden en gooit een arm opzij. Zijn elleboog bonkt liefdevol tegen mijn slaap die niet slaapt. Ik kreun terug en hij schuift een stukje op. De verkeerde kant op uiteraard. Nu heb ik nog ongeveer éénderde van het bed tot mijn beschikking. En ik moet alweer omdraaien om de pijn te verlichten. Ik ga half zitten, sjor mezelf wat heen en weer en vlei uiteindelijk mijn gepijnigde lijf tegen hem aan. Hij snurkt onverstoorbaar verder. Ik ben stinkend jaloers, geef het eerlijk toe. Dat wil ik ook! Ik wil ook slapen, slapen en nog eens slapen! Ik wil ook uitgerust wakker worden en de dag vol energie beginnen! Die enkele goede dag die je al meteen bij het ontwaken voelt aankomen, in plaats van het gebruikelijke moeizame opstarten; doodmoe, gebroken en beroerd van de pijn. In de loop van de dag gaat het wel weer beter, dat weet ik inmiddels natuurlijk ook uit jarenlange ervaring, maar toch: 'één nacht alleen...', wat zou dat een hoop schelen. Dan zou ook ík 's morgens fris en uitgerust naar de Botermarkt kunnen gaan en daar maken wat ik wou...

# Schuldgevoel

De dikke van Dale vermeldt bij 'schuldgevoel': 'het gevoel schuld te hebben'…

Het is dus een 'gevoel' en geen bewezen feit…

En dat is iets wat ik nu voor eens en voor altijd in die kop van mij zou moeten hameren!

'Het gevoel schuld te hebben' zit mij namelijk nogal eens in de weg. Vooral op momenten dat ik vind dat iets zou moeten kunnen terwijl ik wéét dat ik het niet (aan)kan. Dan begint het te wringen, te wriemelen en te wurgen. En dat is wrang, want het is niet terecht en het is onnodig, het is iets wat ik mezelf aandoe.

Natuurlijk weet ik ook wel dat het veel te maken heeft met reacties van onbegrip op het fenomeen 'fibromyalgie', maar na al die jaren als 'ervaringsdeskundige' zou ik daar toch boven moeten staan. Meestal lukt dat ook wel, maar niet altijd.

Het moeilijkste onderdeel van FM hebben, vind ik zelf het accepteren van wat niet (meer) kan, dat proces heeft mij veel tijd gekost. En nog heb ik het daar soms moeilijk mee, dan voel ik me opstandig of verdrietig. Maar uiteindelijk heb ik er toch redelijk goed mee leren omgaan, met name tijdens de jaren dat ik als 'single' door het leven stapte. Het met niemand rekening hoeven houden en vooral het niemand tot last hoeven zijn heeft nu eenmaal zijn voordelen, hoewel ik die 'voordelen' met liefde heb opgegeven. Alleen merk ik nu dat ik eigenlijk weer opnieuw moet beginnen met aanvaarden. Een heel nieuwe situatie, nieuwe omstandigheden en daar is dat verdomde schuldgevoel weer!

Er is nieuw onbegrip bij nieuwe mensen die mij nog niet goed kennen en je wilt juist nu je beste beentje voorzetten. Totdat je uiteraard struikelt over datzelfde FM-beentje. En dan heb ik onmiddellijk het gevoel dat ik me moet verdedigen, dat ik alles moet uitleggen, verklaren. Terwijl ik daar eigenlijk helemaal geen zin in heb. Omdat ik weet dat het toch niets uitmaakt. Als meegaan met een bedrijfsuitje van 's morgens vroeg tot 's avonds laat niet in je FM-pakketje past, wordt namelijk evengoed (met de beste bedoelingen overigens) van je verwacht dat je maar eens flink moet zijn en het moet proberen. Als het huishoudelijk werk niet aan alle verwachtingen voldoet, krijg je toch om je oren dat je wél kan tennissen (dat inmiddels slechts enkele uurtje dubbeltennis nog waarvan je drie dagen moet bijkomen)! Als je niet elk moment van iedere dag onverwacht bezoek kunt omarmen, ben je toch een stoorzender in het geheel (en van tevoren afspreken is ook linke soep, want je weet nooit hoe je je zal voelen op dat moment terwijl op het laatst afzeggen meestal niet in dank wordt afgenomen).

Daar komt bij dat het dagelijks leven een stuk drukker is geworden en ik dus niet meer alle taken, verplichtingen en ontspanning even gelijkmatig over de dagen kan verdelen als voorheen, wat weer effect heeft op de mate van pijn en de hoeveelheid energie die over blijft.

Het grote probleem met mij is echter dat ik nog altijd vind dat ik al die dingen WEL zou moeten kunnen, zonder klagen of zeuren liefst. En dus begint het te wriemelen, wringen en wurgen. Ik vind mezelf dan minder waard, baal van mijn gepijnigde, futloze lijf en voel me vooral gigantisch tekort schieten. Dat ik zelf moet leven met fibromyalgie is tot daar aan toe, maar dat mijn dierbaren er onvermijdelijk ook een portie van meekrijgen is voor mij vrijwel onverteerbaar! 'Het gevoel schuld te hebben' sleept me als ik niet oppas regelrecht een dip in en dáár zit natuurlijk helemáál niemand op te wachten.

Ik weet niet wat ik met dat schuldgevoel aan moet. Mijn gezond verstand vertelt me dat het nergens op slaat, want ik doe wat ik kan (en meer!) Het levert ook niets positiefs op. Het helpt om te kijken naar wat ik nog wél allemaal kan, om te kijken naar mensen die nog veel minder kunnen, maar dat helpt niet altijd of niet genoeg. Schuldgevoel is een lastig gevoel en ik wil het niet voelen want ik heb geen schuld hierin! Ik heb niet gevraagd om fibromyalgie met alle beperkingen die erbij horen en het onbegrip dat het oproept.

Ik heb gevoel maar ik heb geen schuld! Ik heb gevoel maar ik heb geen schuld! Ik heb gevoel maar ik heb geen schuld! Ik heb gevoel…

# Bewegen

'Bewegen of niet bewegen, dat is de vraag...'

Zoals we allemaal wel weten is bewegen goed voor ons. Dat geldt voor ieder mens maar bij fibromyalgie is het extra belangrijk. Zodat we niet verstijven, niet van top tot teen vastroesten. Zodat onze FM-spieren soepel blijven.

Maar tja, daar ligt nu net het probleem. FM-spieren zijn nu eenmaal niet soepel en zullen het ook wel nooit worden. Ze zijn hard en verkrampt en verzetten zich al snel tegen welke vorm van beweging dan ook.

Ook al hou je het rustig, ook al forceer je niets, FM-spieren vertellen je altijd weer dat je ze te hard hebt aangepakt. Het zal ongetwijfeld per persoon verschillend zijn, maar bij mij werkt het wel zo. Bewegen – zelfs op minimaal niveau – kan heel wat teweeg brengen!

Als ik een kwartier met een stofdoek in de weer ben geweest, heb ik drie dagen last van mijn arm. Als ik een half uur heb gewandeld, voel ik dat na een paar dagen nog op verschillende plekken in mijn benen en voeten. Als ik een uurtje achter elkaar heb geschreven, heb ik dagenlang spierpijn in mijn hand, laat staan als ik zelf de kerstkaarten heb gemaakt. Dan ligt zelfs een ontsteking al snel op de loer. Helpen met behangen levert gegarandeerd forse rugpijn op en als het meezit ook nog een 'behangelleboog' dankzij het insmeren. Maar te lang zitten geeft ook klachten, dus wat moet je?

Bewegen of niet bewegen, het blijft de vraag, elke keer weer. Te weinig is niet goed, teveel is niet goed. Maar wat is te weinig en wat is teveel? Waar ligt de grens? Iedere dag is al wisselend op dat gebied. De ene dag kan er (veel) meer dan de andere. Doorgaan tot je pijn krijgt is duidelijk teveel van het goede, maar wat als je al begint met pijn? Toch maar doorzetten? Of meteen maar stoppen? Ik probeer natuurlijk de gulden middenweg te bewandelen, maar soms ga ik toch te ver en soms begin ik er juist niet eens aan. Dan kosten de gewone dagelijkse dingen eigenlijk al teveel inspanning.

Van jongs af aan heeft mijn leven altijd in het teken van allerlei sporten gestaan, maar daar is inmiddels niet veel meer van over. Zelfs een simpel potje tennis kan al een tijd niet meer omdat een daarbij opgelopen spierscheuring niet goed wil herstellen. Dan wordt het moeilijk om in beweging te blijven. Regelmatig een stuk lopen kan gelukkig wel, net als een eindje fietsen. En een hofjestocht door de Jordaan in Amsterdam is best te doen dankzij de afleiding door al dat lieflijke en een bankje of terrasje tussendoor. Ook doe ik elke ochtend trouw mijn oefeningetjes, maar veel meer zit er gewoonweg niet in momenteel.

Het lastige van fibromyalgie vind ik dat wát je ook probeert, je conditie verbetert er niet door. Vroeger kon ik trainen en dan merkte ik vooruitgang, tegenwoordig juist eerder een verslechtering. En toch moet je wel blijven bewegen, want anders ga je nog meer achteruit. Daarom doe ik per dag maar wat mogelijk is en probeer heel goed naar mijn lijf te luisteren.

Want uiteindelijk spreekt FM toch altijd tegen!

# Vrijen

Mijn vriend en ik zijn dol op vrijen.

Dat zal u waarschijnlijk niet verbazen. Niets is lekkerder dan een fijne, ontspannen vrijpartij. Even alles loslaten en alleen maar elkaar vasthouden en van elkaar genieten.

Goed voor de bloedcirculatie ook. Het hele lijf knapt ervan op. Zeker een fibromyalgielijf.

Dat je af en toe in een kramp schiet moet je maar even voor lief nemen. En dat je elke paar minuten van houding moet veranderen went vanzelf. Het zorgt in ieder geval voor veel variatie tijdens het minnespel. Het komt de creativiteit ten goede, spoort de fantasie aan. Van de nood een deugd maken gaat in dit geval helemaal op.

We zorgen natuurlijk wel voor optimale omstandigheden. De liefde bedrijven op de achterbank van de auto of op het aanrecht doen we maar niet meer. Dat is de goden verzoeken. Gelukkig is mijn vriend ook niet meer zo lenig en soepel als vroeger. Hij heeft dan wel geen fibromyalgie, maar kraakt en rammelt toch ook wel hier en daar. We hoeven elkaar dus niets te verwijten en dragen ons gedeeltelijk gedeelde lot dapper.

We zorgen voor een prettige, warme, zachte vrijplaats met kaarsjes, muziek en al. En dat hoeft echt niet altijd uren van tevoren gepland te zijn. De spontane impulsen worden hartelijk welkom geheten. Natuurlijk zijn er wel een paar onuitgesproken regels. Knijpen in de fibro-botjes en –spiertjes werkt niét, ik herhaal, niét opwindend. Te veel kracht bijzetten is niét lustverhogend. Veel aai- en streelwerk moet zeker worden aangemoedigd. En vooral lekker de tijd nemen, ook als die er eigenlijk niet is. Laat de tijd maar even stilstaan, die gaat toch al veel te snel.

Ik ga nu stoppen met schrijven. Mijn vriend komt zo.
We gaan lekker een potje scrabbelen.
Vrij veilig, denk aan elkaar...

# Huishouden

'Huishouden' - 0.1: de huishouding doen - 0.2: tekeer-gaan.

Dat zegt Van Dale, Handwoordenboek Hedendaags Nederlands. En dan hebben we het wel over het WERKwoord 'huishouden'. Mijns inziens een écht werkwoord, een heel stuk echter dan bijvoorbeeld de werkwoorden 'slapen', 'luieren', 'lezen' of 'ontspannen'!

Want huishouden betekent voor mij werken. En het woord tekeergaan past daarbij ook helemaal in mijn straatje, zowel letterlijk als figuurlijk. Ik heb namelijk een bloedhekel aan de meeste huishoudelijke taken. Dat zal wel niet bij mijn vrouwzijn passen maar het is helaas wel zo. Jammer genoeg voel ik me ook bepaald niet prettig in een vies en rommelig huis. En ik heb ook geen hulp meer van de Thuiszorg of van een 'interieurverzorgster'. Wel een nogal slordige partner, die overigens beslist zijn best doet om toch te helpen waar het kan. En dat kan je van mijn maatje fibromyalgie absoluut niet zeggen zonder de werkelijkheid geweld aan te doen...

Van jongs af aan heb ik me al afgevraagd wat nou eigenlijk de functie van 'stof' zou kunnen zijn. En tot op heden heb ik daar geen bevredigend antwoord op gevonden. Persoonlijk vind ik het een uiterst nutteloze, zeer overbodige uitvinding van onze Schepper! Wat heb je eraan? Waar dient het voor? Wat levert het op? Behalve het nodige ongemak en oeverloos terugkerende 'lagen' werk?

Dat is mijns inziens sowieso bij het HELE huishouden het grootste probleem: het komt steeds maar weer terug! In een razend tempo! Het is een nooit aflatende stroom van klussen en klusjes. Het ene moment zit je nog tevreden op je bank in de rondte te kijken naar al het blinkende en glimmende dat je toelacht. Maar knipper even met je ogen en je ziet alweer de eerste nieuwe sporen van vuil verschijnen. De wasmand lekker leeg, alles netjes in de kasten, draai je om, let even niet op en ja hoor, mandje vol. Het gaat sneller dan je met het oog kunt waarnemen. Elke keer weer ben ik verbijsterd. En daar zit ik dan opnieuw met mijn kont op de grond om de stapels vuile handdoeken, onderbroeken en sokken in de onhandige voorlader te werken. Bukkend trekt mijn rug het namelijk niet en zo'n tijdje hurkend hoef ik ook niet te proberen met mijn FM-benen. Op de kont zitten gaat nog het beste, alleen moet je me daarna dan niet overeind zien komen. Maar goed, de was draait. En draait. En draait.

Uiteraard probeer ik de taken en klussen zo slim mogelijk te verdelen over de dagen. Zowel in verband met de pijnklachten als met de beschikbare hoeveelheid energie. Dat heeft zo zijn voordelen natuurlijk, maar een nadeel vind ik daarentegen wel dat je dan ook élke dag wel iets MOET! En doe je het een dag toch eens lekker NIET, dan moet je het de vólgende dag dúbbel bezuren. Kortom: fibromyalgie maakt het er zeker niet makkelijker op, dat zal u allen ongetwijfeld zeer bekend voor komen!

In mijn karakter ligt besloten dat ik het liefst eens in de zoveel tijd als een gek tekeerga, dan ben je er namelijk voorlopig weer even vanaf. Maar dat is niet zo verstandig heb ik al heel vaak gemerkt. Dan verrek ik daarna zo'n drie dagen van de pijn en kan me amper bewegen. Ondanks dat inmiddels bekende feit overkomt het me nog steeds wel eens. Dan moet plotseling alles wat ik heb uitgesteld op één dag worden ingehaald. Dat kan ik overigens het beste doen als er niemand om me heen is, want het maakt me echt niet de vrolijkste persoon op aarde. Dat ben ik pas weer als het eenmaal 'af' is en dan voel ik me, ondanks de pijn en de uitputting, altijd zéér voldaan over het behaalde resultaat. Voor hoe lang het duurt dan natuurlijk...

# Parijs

Samen met je geliefde een lang weekend Parijs, de romantische lichtstad. Wat wil je nog meer?

De voorbereidingen zijn al opwindend. Het inslaan van brochures en gidsjes. Het uitzoeken van vervoer en verblijf. Het definitieve boeken bij het reisbureau dat niet zonder slag of stoot verloopt. Alle treinen blijken propvol te zitten en na veel pogingen, veel heen en weer bellen en veel overleg wordt de trein ingeruild voor het vliegtuig. Geen slechte ruil overigens!

Dan het verlangende wachten tot het eindelijk zover is en er ingepakt kan worden. Het worden een paar volle, zware tassen want 'je weet maar nooit'. Ik tel in ieder geval al zes opladers die meegaan voor diverse onmisbare apparaten: twee mobieltjes, een Phili- en een ladyshave, een elektrische tandenborstel en een digitale camera. Zeg nou zelf, hoe zou je zonder kunnen in deze tijd?

Jammer genoeg bestaat er geen oplader voor mijn eigen energie. Een handige 'Reis-FM-oplader', tevens heel praktisch tijdens in- en uitpakken, verkrijgbaar in twee verleidelijke kleuren en voorzien van duidelijke gebruiksaanwijzing. Inclusief gratis, eigentijds reisetui. Ik denk dat de leverancier van zo'n oplader bijzonder goede zaken zou kunnen doen! En wat had ik er graag en veel gebruik van gemaakt tijdens dit reisje!

Parijs is geweldig en indrukwekkend en uiteraard wil je in die paar dagen dan ook zoveel mogelijk bekijken en ervaren. Dus dat betekent lopen, lopen en nog eens lopen. Natuurlijk maken we ook gebruik van de overvolle, vuile, maar zeer efficiënte metro's. Daar worden we alleen niet bepaald ontspannen van. In een recordtempo wordt bij elk station in- en uitgestapt. Als je niet snel genoeg bent zit je klem helaas. Verder komen we handen, voeten, oren en ogen tekort om zowel op de juiste plaats van bestemming te komen als in het bezit te blijven van onze eigendommen. Dieven en diefjes liggen voortdurend op de loer. Bij de eerste stap die we op Parijse grond zetten werden we daar al uitgebreid voor gewaarschuwd. Uit de 'grote stad' komend ben ik wel wat gewend op dat gebied, maar het overtreft hier zelfs míjn stoutste verwachtingen!

Lopen blijkt daardoor in de meeste gevallen een prettiger oplossing, dus lopen we. We lopen veel, heel veel. In het immens grote Louvre met zijn kilometerslange gangen, krijg ik even de neiging om één van de klaarstaande rolstoelen te gebruiken. Maar dan zou ik toch teveel in de knoei komen met mijn gevoel van (wellicht misplaatste) trots. Bovendien is zo'n Louvre toch niet in een dagje te bekijken, misschien zelfs niet in een week. Dus doen we wat haalbaar is en genieten van de Mona Lisa en de Venus van Milo.

Enigszins opgelucht weer in de frisse buitenlucht, weet ik op mijn tandvlees de dichtstbijzijnde brasserie te halen. Kleine tafeltjes, harde stoeltjes. Alles ademt een pittoreske sfeer uit, maar 'oh là là' wat oncomfortabel! En we moeten natuurlijk ook nog helemaal terug naar ons – werkelijk riante – appartementje. Als een verkreukelde krentenbol lig ik 's avonds in bed.

Tijdens ons verblijf hebben we de trappen naar de Sacré-Coeur beklommen en die van buiten en binnen bewonderd, het schilderspleintje 'Place du Tertre' ervaren, langs de Seine geslenterd en bij de boekenstalletjes gesnuffeld. De heerlijke wijk 'Montmartre' verkend en vele warme en koude drankjes genuttigd aan kleine tafeltjes en op harde stoeltjes. Hoewel nog winter stond het bijna lenteachtige weer zelfs een enkel terrasje toe.

Heerlijke, schilderachtige terrasjes met, jawel, kleine tafeltjes en harde stoeltjes.

Het grote aantal bedelaars maakt indruk, evenals het stuk theater dat ze opvoeren. Maar na enkele dagen begint het tevens irritatie op te roepen. Ze zijn te opdringerig en te onecht. De drukte op straat, in de winkels, de musea en de metro, het wordt allemaal wat veel. Een bijkomend, zeer verstorend kwaaltje werkt ook niet mee, ik wil eigenlijk alleen nog maar uitrusten en bijkomen.

Dit lange weekend in Parijs heeft me volledig uitgeput; teveel te zien, te weinig tijd, teveel willen doen. Ik wil het allemaal zo graag, per slot van rekening maak je zoiets niet iedere dag mee. Maar eigenlijk kan het niet. Fibromyalgie staat het niet toe. Je moet het te zwaar bezuren. Pech gehad.

Ik ben blij dat ik op een bankje onder de Eiffeltoren heb gezeten. Het beklimmen ervan zal ik in mijn dromen wel doen. Oui, oui Paris, adieu!

# Tijd

'Uren, dagen, maanden, jaren vliegen als een schaduw heen' zongen we vroeger op oudejaarsavonden. Mijn opie begeleidde ons op zijn orgel, mijn omie dribbelde bedrijvig heen en weer met hapjes en drankjes om haar vochtig wordende ogen te verbergen. Mijn zusje en ik waren nog te jong om goed te beseffen wat we eigenlijk zongen, maar de sfeer op die avonden was altijd prettig en erg knus.

Mijn omie en opie zijn er al lang niet meer, zoals zoveel anderen. Wat is gebleven en er altijd wel zal zijn is Vadertje Tijd.

Op oudejaarsavond 2005 duurt de allerlaatste minuut 61 seconden in plaats van de gebruikelijke 60 seconden. Dat heeft te maken met het ronddraaien van de aarde waardoor eens in de zoveel tijd bijstellen nodig is en we allemaal weer exact gelijklopen. Dit kan mogelijk de nodige gevolgen hebben voor computers en allerlei andere zaken, maar hoe zit het eigenlijk met de invloed van tijd op de mens? Op ons dus?

Ik ben absoluut geen wetenschapper, maar ik weet wel dat 'de tijd' mijn leven behoorlijk beïnvloedt! En hoe ouder ik word, hoe erger het opvalt! Uren, dagen, maanden en jaren vliegen inderdaad als een schaduw heen. Een dag is zo om. Drie keer zuchten en het weekend, waar je zo naar uitkeek, is voorbij. Maar voor je het weet is het wel weer opnieuw weekend! De zomer is uiteraard altijd te kort, maar de winter lijkt eerlijk gezegd ook lang niet zo lang meer als vroeger. Op het moment dat je erover denkt je zomer- of winterkleren maar eens op te bergen heb je ze alweer nodig.

Ikzelf heb chronisch tijd tekort en er 'moet' daarentegen juist altijd zoveel. Soms voelt het zelfs als 'geleefd worden' in plaats van 'leven' dankzij alle noodzakelijke taken en verplichtingen. Dan is het moeilijk om ook nog tijd vrij te maken voor de leuke dingen die ik zo graag wil, dingen die me gelukkig maken en me energie geven om de rest aan te kunnen. Ik wens dus regelmatig dat ik de tijd stil kan zetten of dat ie er gewoon helemaal niet was. Maar stel dat dit echt zou kunnen, wat dan? Waar zouden we zijn en blijven zonder tijd?

In zijn boek 'Eclips' schrijft J. Bernlef: 'Als er geen tijd is loop je verloren in een lege ruimte.' En als ik daar goed over nadenk moet ik hem wel gelijk geven. Want geen tijd betekent ook: geen ochtend, middag of avond. En geen wintertijd, maar ook geen zomertijd (wat overigens op zich twee keer per jaar al het nodige gedoe met zich meebrengt), nee, helemáál geen tijd. Dus ook geen maandag wasdag of woensdag gehaktdag. Hoewel ik dat persoonlijk niet zo erg vind... Zo vind ik het ook niet erg als ik geen verjaardag meer zou hebben, de dag waarop je zomaar ineens weer een jaar ouder bent geworden.

Maar het zou natuurlijk ook betekenen dat Sinterklaas niet meer komt op 5 december. En er zouden geen versierde bomen en kaarsjes zijn met kerst. Geen oudejaarsavonden met gezang, champagne, oliebollen en appelflappen, dik bestrooid met poedersuiker. Brrr, ongezellig gaat het worden op die manier! Dan toch maar liever leven met de tijd en daar zoveel mogelijk uit zien te halen; bij de tijd blijven dus!

Vanaf hier, uiteraard enigszins stressend vanwege de deadline voor deze column, wil ik heel graag met u proosten op het gloednieuwe jaar dat nu nog helemaal blanco voor ons ligt. Ik wens u van harte al het goede en meer, met natuurlijk het liefst zo weinig mogelijk FM-klachten! Mogen al uw verlangens in 2006 vervuld worden, tijd zat!

Toch...?

# Creatief met FM

Sinds enige tijd heb ik mij gestort op het beeldhouwen.

Totaal onverantwoord natuurlijk voor iemand met fibromyalgie, maar o, o, o, wat fijn om te doen! Als ik ermee bezig ben denk ik aan niets, ben totaal ontspannen en van de wereld. Alleen het materiaal en ik. Samen in een creatieve roes.

De resultaten zijn nogal wisselend, soms leuk of mooi, soms een miserabele mislukking. Dat geeft niet, hoewel de kick van iets 'geslaagds' natuurlijk wel een extra dimensie toevoegt. Het gaat om het bezig zijn zelf. Het ontdekken van het hout of de steensoort, de kleuren, de hardheid, de gewilligheid of juist het weerbarstige. De geur van het hout, het breukvlak in een steen. En als het allemaal te zwaar wordt, de aangename soepelheid van was voor een beeldje of lekker zachte speksteen.

Het liefst hak ik erop los. Met beleid dan natuurlijk wel. Het hakken in hout of steen maakt me simpelweg gelukkig. Tot de steen breekt, dan is de lol er even van af. Maar dat is nog niet vaak gebeurd en soms nog best te herstellen. Het beeldhouwen vindt plaats in een riant atelier tijdens cursusuren en daarnaast ook zoveel mogelijk thuis. Kunt u zich dat laatste voorstellen? In mijn gedrevenheid en optimisme dacht ik dat het hakken ook wel in de huiskamer kon. Gewoon een laken of stuk zeil eronder, geen probleem. Maar nadat alles in een mum van tijd met een witte laag gruis was bedekt en de steensplinters uit de gordijnen moesten worden gevist, kwam ik al snel tot inkeer. Hakken in onze tuin kan gelukkig prima. Daarom kijk ik ook extra uit naar het voorjaar! Op het moment dat u dit leest is het waarschijnlijk wel zover, maar terwijl ik dit schrijf sneeuwt het nog. Kleinere afwerkklusjes en boetseren met was kan echter uitstekend binnenshuis bij de warme kachel. Was als materiaal is sowieso een mooi alternatief als mijn armen, polsen en/of handen teveel te verduren hebben gehad, hoewel zelfs het kneden van dit aaibare goedje al eens een geforceerde duim heeft opgeleverd. Want dat is natuurlijk hét probleem bij deze heerlijke hobby. Het al heel snel overbelasten van het FM-lijf. Ik wist dit natuurlijk van tevoren en hou er dan ook optimaal rekening mee, maar voor je het weet is het evengoed bingo. Dan is die hakarm ineens niet meer omhoog te krijgen.

Mijn grote voordeel is dat ik linker- en rechterarm kan afwisselen bij het werken. Als linkshandig kind geboren, werd ik op school gedwóngen rechts te schrijven. Met de venijnige tik van een liniaal op mijn vingers werd ik gecorrigeerd als ik toch de 'fout' inging. Dan leer je snel, geloof me. Later is bewezen dat kinderen dankzij deze 'inzichten' vaak gingen stotteren of bedplassen; zelf heb ik gelukkig geen nadelige gevolgen ondervonden. Alleen weet ik soms niet goed of ik nu iets linkshandig moet doen of juist rechtshandig. Toen ik nog in staat was om te tennissen, leidde dat nogal eens tot verwarring bij de tegenstanders. Met rechts serveren en vervolgens met links verder tennissen is nu eenmaal niet erg gebruikelijk en het automatische, snelle overpakken van het racket viel bijna niemand op. Daar profiteerde ik uiteraard graag van. En hoewel het in het dagelijkse leven ook wel eens lastig is, heb ik nu dus opnieuw voordeel van dit verschijnsel. Al hakkend switch ik van de ene arm naar de andere waardoor het in ieder geval lánger duurt voordat FM zijn tol eist. Bovendien heb ik dan niet één ontsierende, pimpelpaarse hand dankzij het soms onvermijdelijke uitschieten, maar twéé lieflijk 'lila' getinte knuistjes, veel charmanter!

Dus luister goed fibromyalgie, ik laat me dit niet afnemen door jou. Misschien is het wel wat te zwaar, maar de afleiding en ontspanning die het me geeft heb ik ook broodnodig. Ik hou rekening met jóu maar gun míj dan ook wat. Anders gaat gewoon de bijl erin in plaats van die onschuldige klophamer!

# Nee

'Geen ja, geen nee', leuk spelletje was dat altijd.

Tijdens een zo gewoon mogelijk gesprek werden zoveel mogelijk vragen gesteld. De kunst was om te antwoorden zonder de woorden 'ja' of 'nee' te gebruiken, want dan was je 'af'. Soms lukte het heel goed en was je lekker op dreef, soms had je een van die verboden woorden er al heel snel uitgeflapt, vaak nog zonder het zelf meteen in de gaten te hebben. Het zijn dan ook doodgewone woorden die we dagelijks en om de haverklap gebruiken. Dus als je ze ineens moet inslikken valt dat niet mee, daar moet je dan echt moeite voor doen.

'Ja' en 'nee' zijn twee zeer korte, maar wel zeer krachtige uitingen die veel duidelijk maken. (Die meestal zelfs meer verduidelijken dan een lange zin of een omslachtig antwoord. Luister maar eens naar onze politici en u begrijpt wat ik bedoel!) Het invullen van bijvoorbeeld een enquêteformulier levert de meeste mensen dan ook geen enkel probleem op. We weten heel goed of we 'ja' vinden of juist 'nee' voelen. (En als we er echt niet uitkomen kunnen we ons altijd nog verschuilen achter 'geen mening'.)

Het: 'Ja!' (...ik wil) klinkt eigenlijk ook altijd wel geruststellend overtuigd. En zelfs een peuter van twee jaar is al aardig in staat zijn ouders tot wanhoop te drijven door het herhaaldelijk en vooral zeer ferm uitspreken van het kleine woordje 'nee'. Een belangrijke fase overigens, want het kleine, afhankelijke mensje is voor het eerst bezig zich enigszins los te maken van de ouders en een eigen identiteit of 'ikje' te ontwikkelen.

Waarom, o waarom is het dan toch zo hartverscheurend moeilijk, om op latere momenten in ons leven datzelfde simpele woordje 'nee' te gebruiken, om aan te geven dat we iets echt niet willen of echt niet kunnen? Waarom zeggen we toch 'ja' als het van binnen 'nee' piept (of schreeuwt)?

Terwijl we dondersgoed weten hoe belangrijk het is om een grens te stellen voor jezelf. Dat geldt voor ieder mens, maar zeker als je fibromyalgie hebt. Meerdere onderzoeken laten zien dat FM'ers vaak erg perfectionistisch en plichtsgetrouw zijn. Teveel rekening houden met anderen en te weinig met zichzelf.

We gaan maar door en luisteren niet of nauwelijks naar de signaaltjes die ons lichaam afgeeft. We willen niet teleurstellen en zitten snel met een schuldgevoel. Of we willen geliefd zijn, gewaardeerd worden (overigens een zeer menselijk trekje dat niet alleen voor FM'ers opgaat). En natuurlijk is het ook gewoon heel fijn om anderen te helpen, te steunen, bij te staan. Daar is ook helemaal niets mis mee.

Het gaat meer om het bewaken van onze eigen grenzen, het voldoende rekening houden met ons FM-lijf. Dat is niet altijd leuk, maar helaas wel noodzakelijk. En dat betekent in de praktijk veelal dat onze sociale contacten toch al goed gedoseerd moeten worden. Kwaliteit gaat dan boven kwantiteit. Beter een paar goede vrienden waar je voldoende aandacht aan kunt geven, dan bergen kennissen die na een tijdje zullen vinden dat je ze tekort doet. En zelfs met een beperkte vriendenkring, je familie- en gezinsleden zal het altijd belangrijk blijven om goed voor jezelf te zorgen. Anders heb je uiteindelijk helemáál niets meer te geven, aan wie dan ook.

Dus in tegenstelling tot het spelletje 'geen ja, geen nee', zullen wij FM'ers in het dagelijks leven echt moeite moeten doen om juist wél 'nee' te zeggen op de juiste momenten, ook al valt dat absoluut niet mee!

# Fitniets

September is onze vaste vakantiemaand.

We hoeven geen rekening meer te houden met schoolvakanties, dus we vertrekken lekker buiten het hoogseizoen om. Een stuk rustiger, voordeliger en aangenamer qua temperatuur.

Ons favoriete land is Frankrijk. Onze favoriete stek daar een boerderij. Hoewel we ook met veel plezier dwars door Frankrijk trekken, hier een hotelletje voor een nacht, daar een huisje voor een week, komen we de laatste vakanties toch wel erg graag uit bij 'onze' boerderij. Zo voelt dat inmiddels namelijk. We hebben er alle rust, heel veel ruimte en volop privacy. Een mega-lap grond met slechts koeien die ons omringen en vriendelijk gadeslaan. Leuke dorpjes en stadjes genoeg in de omgeving voor als we vertier willen zoeken of simpelweg wat boodschappen moeten doen. Vlees voor op de BBQ bijvoorbeeld, of smeuïge franse kaas en knappervers stokbrood. Op zeer acceptabele rijafstand van Nederland hebben we hier ons paradijsje gevonden waar we kunnen opladen en bijtanken.

Het enige nadeel dat we kunnen bedenken is het typisch franse tweepersoonsbed. Slechte matras met een kuil in het midden en voor ons samen echt te klein. Te kort en te smal. En natuurlijk piept en kraakt het ook nog. 's Morgens staan we dus op als een hoogbejaard echtpaar (of als twee FM'ers natuurlijk). Steunend en kreunend komen we op gang. En aangezien we in die vakanties ongegeneerd en uitgebreid genieten van al het goede op eet- en drinkgebied, wordt dat bed elke dag smaller. De rugpijn erger, de spieren stijver. Even op je andere zij gaan liggen is een nachtelijk, uiterst hilarisch ritueel. Dat moet gezamenlijk en gelijktijdig gebeuren. Allebei halfwakker en melig of juist lichtelijk geïrriteerd, laat ik eerlijk blijven.

Om onze conditie te verbeteren en de stijfheid te verminderen leek het ons daarom een goed plan om juist de vakantie eens te benutten voor enige training. Het pad van de boerderij tot de weg is 300 meter. Een mooi pad om ongezien het lijf aan te pakken. Om te beginnen één keer heen en terug. En als het goed ging nog een keer. En nog een keer. We rekenden al uit hoe lang we na de vakantie dan achter elkaar konden hardlopen. Een mooi begin om eenmaal terug in Nederland verder op te bouwen.

Lieve lezers, u wilt het niet weten. Wat een afgang, wat een teleurstelling, wat een frustrerende confrontatie. Zelfs de koeien konden het niet aanzien en draaiden zich om. Na 20 meter verzuurden – ondanks warming-up - alle spieren. Voeten kwamen niet meer van de grond. Rotpad. Ongelijk, verraderlijke grindsteentjes. Daar lag het aan natuurlijk. Hoe is het anders te verklaren dat zo'n onbenullig stukje hardlopen in minstens tien delen moest worden gehakt? Uiteindelijk heb ik vroeger altijd heel veel gesport en pittig ook. Van fanatieke topbasketbal-wedstrijden tot judo en urenlange tennispartijen. Fibromy-algie, een herniaoperatie en een spierscheuring gooiden weliswaar roet in het eten, maar een paadje pakken moet toch nog wel kunnen?

Half strompelend van de pijn, nablazend en uitpuffend, evalueerden we onze erbarmelijke conditie en het verdomde pad. Na een kwartiertje probeerden we het opnieuw en ik moet zeggen dat het iets beter ging. Maar de pijn bleef en zeurde drie dagen na.

Natuurlijk namen we ons voor om ermee door te gaan. We moesten er even doorheen. Dan zou het ongetwijfeld beter gaan. En natuurlijk kwam het er niet van. Te heet. Net gegeten dus dan mag het niet. Te donker. Te vroeg. Te laat.

In Nederland gaan we het serieus aanpakken. Veel fietsen en wandelen. Rustig opbouwen. Maar nu is het vakantie en die laten we niet verpesten door spierpijnen.

Wel heb ik in de Franse supermarché inmiddels een springtouw gekocht. Eentje die muziek maakt als je batterijen in de handvaten stopt. En met een echte teller erop. Dus morgen begin ik met springen. Even het pad op en neer om te beginnen. En dan misschien nog een keer. En dan..... De koeien loeien me nu al uit!

# Kerst 2-daagse

Het kerstfeest is een mooi, sfeervol en gezellig feest. Als alles meezit natuurlijk.

Voor veel mensen is het juist een moeilijke tijd. Ziekte, verdriet, eenzaamheid, pijn of grote zorgen kunnen die hele periode vrijwel ondraaglijk maken.

In de winkels, op straat, op radio en televisie word je doodgegooid met melancholieke kerstliederen van 's morgens vroeg tot 's avonds laat, etalages puilen uit van de glimmende slingers en ballen, namaak-kerstmannetjes jagen je de stuipen op het lijf en weken van tevoren worden de plannen al gesmeed. Wie eet bij wie, wie wordt uitgenodigd, wie niet en vooral: wat moeten we dit jaar nu weer eten?

Je zal je maar ongelukkig voelen, hondsberoerd zijn of het liefst van de aardbodem willen verdwijnen tijdens die sprankelende lichtjesdagen. Het is vrijwel onmogelijk om je eraan te onttrekken. Maar dit jaar kozen wij dan toch eens voor ons eigen alternatief.

We kregen toevallig allebei een werkelijk fantastisch kerstpakket, kropen knus in ons grote bed en plaatsten aan iedere kant daarvan een pakket, strategisch opgesteld dus onder handbereik. De inhoud bood voldoende lekkernijen voor twee culinaire dagen en meer dan genoeg waxinelichtjes en kaarsen voor een romantische sfeer.

Het ontbijt bestond uit crackers met zalm die we aten van de bordjes en met bestek uit de picknickmand, onderdeel van een van de kerstpakketten. Bekers, kommetjes en servetten zaten er ook bij dus alles bij de hand.

We doezelden daarna weer lekker weg met een ontspannend muziekje uit de wekkerradio en ontwaakten met gezonde, lekkere trek. Dus verorberden we een overheerlijke lunch: toast met olijfjes en mosterd-mayonaise. Daarbij smaakte een voorzichtig eerste glaasje champagne uitstekend. We rustten heerlijk uit (mijn fibromyalgie genoot mee), keken een beetje televisie en knuffelden er tussendoor lekker op los. Daarna waren we wel weer toe aan een tukje.

Tegen de avond moesten we er helaas om de beurt wel even uit om de champignonsoep op te warmen (lekker met knapperige soepstengels), koffie te zetten en meteen maar even het toilet te bezoeken. De speciaal voor deze kerstdagen op video opgenomen, bloedstollende thriller maakte dat weer helemaal goed, evenals de riante doos bonbons die uitnodigend tussen ons in stond. We openden nog een flesje wijn als afzakkertje en gleden weg in een droomloze slaap.

Dag twee was nog een beetje meer van hetzelfde, de pakketten waren nog lang niet leeg, de lekkerste hapjes waren bewaard voor het laatst en gleden zoutig en zoet door onze genietende kelen. We hadden alle tijd om te praten over belangrijke en onbelangrijke zaken, toverden onszelf een levendige voorstelling voor ogen van de overvolle restaurants, de 8-gangen-menu's en de even-tuele maagproblemen daarna en genoten met volle teugen van ons zelfgekozen isolement. Er was witte wijn, rode wijn en een flesje koffielikeur. Er waren luxe kaas-knabbels, drie soorten paté, flessen met jus d'orange en cranberrysap, exotische nootjes en blikjes tropisch fruit. Een derde kerstdag hadden we ook nog kunnen vullen met de overdadige inhoud van die prachtige kerst-pakketten.

Maar toen kregen we pijn in ons rug van het lange liggen, FM begon te protesteren en de slaapkamer begon op een restaurant na sluitingstijd te lijken. Bovendien bleek het buiten fraai weer te zijn en dat vroeg om een gezonde wandeling.

De eerste afgetakelde kerstbomen lagen al op straat, de winkels waren weer heel gewoon open zonder glimmende uitbundigheid en het leven pakte de normale dagelijkse draad op. Daar zijn we dit jaar goed doorheen gerold zeiden we tevreden tegen elkaar, volgend jaar weer zo? Of zullen we dan toch maar eindelijk eens dat reisje-weg boeken?

Ik gaf een schop tegen een verdwaalde kerstbal en we keken toe hoe die in de goot belandde, tinkelend en al.

Namens mijn lief en mijzelf wens ik iedereen een heel fijn, zo gezond mogelijk en gelukkig 2007 toe, maak er wat van!

# Even doorbijten

Al jarenlang vraagt mijn gebit extra zorg en aandacht. Per jaar minimaal vier keer naar de mondhygiëniste en twee keer naar de tandarts. Elke dag uitgebreid poetsen en voortdurend in de weer met ragertjes en tandenstokers. Geen bloedend tandvlees meer, dus we hielden het samen goed onder controle. Dachten we.

Wel had ik twee ondertandjes die los gingen zitten dankzij teruggetrokken tandvlees. Maar mijn tandarts had die keurig aan de achterkant vastgezet. Een soort spalkje van ijzerdraad en composiet. Niets aan de hand dus. Totdat tijdens de vakantie het afscheuren van een stuk frans stokbrood niet zo verstandig bleek te zijn. Het spalkje brak af.

Veel pijn en twee nu wel erg losse tandjes verder zat ik bij de tandarts. Mijn tong was inmiddels totaal kapot vanwege de ruwe ruïne in mijn mond. Maar dat bleek niet het ergste te zijn. Mijn tandarts ontdekte een smerige ontsteking onder het tandvlees en verwees met spoed door naar de parodontoloog.

Daar werd het niet vrolijker. Die maakte foto's en prikte met zijn martelapparatuur rond in mijn lekke mond. Tachtig procent van mijn tandvlees bleek heftig ontstoken. Onopgemerkt gebleven omdat ik rook, zei hij. Dat vernauwt namelijk de bloedvaten waardoor het tandvlees niet rood toont en niet bloedt. Al heel lang niet meer. Waardoor het allemaal zo goed leek te gaan.

Foute boel dus (en ja, stom dat roken!) Vanaf dat moment heb ik ellendige maanden doorstaan. Wekelijks naar tandarts of mondhygiëniste. Een paar dagen per week 'down' en 'out' vanwege de pijn. Diverse kiezen en tanden moesten worden getrokken. Twee kiezen zorgden voor grote problemen. Ze wilden er niet uit. De giga-wortels hadden zich op extreem kromme wijze genesteld in het kaakbot. Bij het trekken verzetten ze zich dusdanig dat ze afbraken en mijn tandarts een ware speurtocht moest ondernemen om de resterende stukken te kunnen lokaliseren en opgraven. Het trekken van zo'n kies betekende een vijf kwartier durende zweetsessie voor mijzelf en mijn tandarts. Met ver opengeklemde mond en wijd opengezet raam...

Drie dagen later brak een opvolgende kies in de rij af. Repareren was godzijdank mogelijk. Twee weken later bleek toenemende pijn te worden veroorzaakt door een losgeraakt stukje bot. Na de zoveelste verdovende prik gaf het opengesneden tandvlees uiteindelijk zijn botjesschat vrij. De napijn duurde weken achter een dikke, blauwe wang. Tussen deze bedrijven door steeds naar de mondhygiëniste van de parodontoloog. Die verdoofde per keer een kwart van mijn mond met steeds afschuwelijker wordende naalden en leefde zich vervolgens op gemiddeld zo'n tien millimeter diepte uit. Diepe reiniging; een maskertje met diepe reiniging voelt een stuk comfortabeler aan, dat kan ik u verzekeren.

Na de derde behandeling kreeg ik een uiterst pijnlijk bultje op mijn verhemelte. De mondhygiëniste noemde het een 'traumaatje.' Veroorzaakt door één van die verdomde prikken. Het duurde ruim twee weken voordat het weg was.

Aangezien implantaten of een brug voorlopig niet mogen en kunnen, loop ik tijdelijk met een 'plaatje' rond. Bestaande uit twee tandjes en een soort kiesje. Prachtig gemaakt en niemand die het ziet. Maar het voelt absoluut niet prachtig aan...

Eten is al maandenlang een lachwekkende ramp, poetsen een dagelijks karwei van bijna een half uur geworden, inclusief ragen, spoelen met zoutoplossingen, injectiespuiten om de 'gaten' te reinigen en speciale borsteltjes voor dat rotplaatje. Terwijl 'het gebit' in ons gezin altijd zo belangrijk was om te onderhouden en behouden... Het doet pijn en niet alleen fysiek!

Natuurlijk, er zijn veel erger dingen. Maar dit komt er wel zomaar even bij. Bij fibromyalgie met al zijn ongemakken. Bovendien ben ik er nog niet. Een kweek is onderweg en zowel antibiotica als zogenaamde 'flapoperaties' zijn mogelijk noodzakelijk. Brrrrr...

Zelf heb ik zomaar het idee dat gebits- en tandvlees-problemen iets met fibromyalgie te maken hebben. Zijn hier ooit onderzoeken naar gedaan? Is het domme pech? Of is er wel degelijk een verband met FM?

Ik zou het graag willen weten. Als troost? Als verklaring? Maar voorlopig is het gewoon nog 'even doorbijten!'

# Hoop doet leven

Al eerder schreef ik over mijn ontelbare pogingen om Maatje Fibromyalgie een kopje kleiner te maken. Liefst helemaal de das om te doen zelfs. Om ervan af te komen dus. Om te 'genezen' en barstensvol energie, pijnvrij door het leven te huppelen.

Ik schreef ook al eerder dat al die pogingen niets opleverden behalve een geteisterde portemonnee en dat ik er dus mee ophield. Dat ik er niet meer in zou trappen en gewoon zou accepteren dat FM nu eenmaal niet te genezen is.

Toen ik dat schreef meende ik het ook echt. En ik heb het ook een hele tijd volgehouden. Pas kortgeleden realiseerde ik me dat ik weer aan het afglijden ben. Ik koop inmiddels alweer regelmatig potten vol energie-gevende pillen, van magnesium tot vitamine B-compleet en tabletjes om dieper en natuurlijker te slapen en dus uitgeruster wakker te worden.

Ik struin het internet af op zoek naar HET antwoord, naar DE oplossing. Ik lees boeken van diverse 'deskundigen' die allemaal precies weten hoe fibro-myalgie kan verdwijnen als sneeuw voor de zon. De één onderzoekt je bloed, urine en ontlasting en zweert bij het toevoegen van talloze supplementen, de ander helpt je via een simpele operatie van al je klachten af. En natuurlijk kost dat alles bakken met geld, want voor niets gaat de zon op. En het is altijd ver weg, bij voorkeur zelfs buiten Nederland.

Maar een paar weken geleden viel er een krantje in de bus met een bon erin voor het GRATIS proberen van be-wegingsbanken. Bij een nieuwe sportschool om de hoek! Gewapend met een handdoek, makkelijke kleding en een flesje water ging ik enthousiast op pad. Ik heb al vaker over die banken gehoord en er zijn mensen die er echt baat bij hebben. Een abonnement is niet goedkoop, dus dit was een fantastische kans om er toch eens kennis mee te maken. En wie weet...

Na een vriendelijk, inleidend gesprekje en het invullen van een vragenlijst mocht ik plaatsnemen op bank 1. Dat zorgde al direct voor problemen want de bank was keihard en deed pijn voordat ie ook maar bewoog. Vooral mijn rug protesteerde heftig. Kussentjes in alle soorten en maten werden aangesleept en ik maakte er het beste van. De bank deed ook zijn best en de minuten duurden uren. Overeind komen lukte daarna slechts met veel moeite en gelukkig was het maar anderhalve stap naar de volgende bank die totaal andere bewegingen maakte. Mijn ledematen gingen helemaal vanzelf alle kanten op, omhoog, omlaag, naar voren, naar achteren en opzij. De bedoeling was dat ik zelf tegelijkertijd het effect versterkte door middel van lichte oefeningen. Bijvoorbeeld door tegendruk te geven. Ik deed braaf wat ik kon en probeerde niets te forceren. Ik ken mezelf en moest me inhouden om niet meteen teveel te geven. Dat wordt toch altijd achteraf afgestraft dus ik hield het rustig deze eerste keer. Eerst maar eens afwachten hoe dit zou uitpakken.

Om een lang verhaal kort te maken, er was maar één bank redelijk aangenaam en dat was de laatste. Die gaf slechts masserende trillingen en haalde verder geen fratsen uit. Maar inmiddels deed mijn hele lijf al zeer en ook die laatste bank was weer keihard...

Ik ben niet meer teruggeweest. De spierpijn viel hartstikke mee, maar mijn rug had een week nodig om enigszins te herstellen. Nu heb ik wel een rotrug die na een herniaoperatie nog altijd snel voor problemen zorgt en daar kunnen die banken ook niets aan doen natuurlijk. Maar zulke heftige klachten had ik niet verwacht. Jammer, want ik had ineens weer wat hoop. Hoop toch iets te kunnen doen om wat soepeler en pijnvrijer te worden. Om zodoende langzaam maar zeker een betere conditie te kunnen opbouwen. En toen begreep ik ook ineens waarom ik toch steeds maar weer blijf zoeken en proberen. Ook al is het tegen beter weten in. Het geeft namelijk hoop. En hoop doet leven!

# Ode aan FM

Tegen de tijd dat dit magazine bij u in de brievenbus valt, is het hartje zomer. Maar op dit moment is het pas april, al is daar niet veel van te merken.

Al dagenlang genieten we van temperaturen die zelfs in juli of augustus niet zouden misstaan. Ik zit in de tuin onder een strakblauwe lucht. Er is geen zuchtje wind en de koesterende warmte van de zon verricht wonderen voor het krakende lijf. Ik vermoed dat alle buren de hort op zijn, want de vredige rust om me heen is ongekend. Vriendlief volgt via de televisie het spannende verloop van de voetbalcompetitie, waardoor ik ook aan hem geen kind heb.

Deze keer dus een compleet tevreden column. Geen geklaag, geen gezeur, geen gemopper.

Wel het ideale moment voor een 'ode aan FM'. Want fibromyalgie levert ons toch eigenlijk ook best veel goeds op als we er eens bij stilstaan.

Om te beginnen hoeven we nooit aan iemand uit te leggen wat we mankeren. Dat hebben we immers al zo vaak geprobeerd, dus we weten dat het geen zin heeft. Dat scheelt ons tijd en energie die we beslist beter kunnen gebruiken.

Verder zijn wij al zoveel gewend op het gebied van pijn, pijntjes en moeheid, dat we aardig wat aankunnen. Als we ouder worden schrikken we niet meer van het feit dat het lichaam ons meer en meer in de steek begint te laten. Dat we minder energie hebben en stijver worden. Dat we lastige kwaaltjes krijgen.

Ook geen paniek voor ons bij een nieuwe klacht, geen zorgen voor morgen. Even rustig aankijken en afwachten hoe dit zich weer zal gaan ontwikkelen. Wij zijn niet meteen van slag, wij raken niet stuurloos op drift. We hebben daarvoor al voldoende doorstaan en meegemaakt. Wij horen met een begrijpende glimlach aan hoe zwaar het griepslachtoffer het toch wel niet heeft, en dat al ruim een week! We knikken vriendelijk bij het dramatische verhaal over die stijve nek die nu al dagen aanhoudt. We wensen ze welgemeend een spoedig herstel en pakken onze FM-draad weer op. Accepterend en vastbesloten.

Daarbij dient ons volgende pluspunt zich meteen alweer aan. Wij zijn namelijk 'sterkere' mensen geworden door de fibromyalgie. Dat klinkt misschien raar voor FM'ers met al hun beperkingen, maar toch geloof ik dat het zo is. Fysiek gezien zijn we dan wel krakende wagens, maar op het geestelijk vlak zijn we daardoor meestal juist gegroeid. We moeten wel, om ons staande te houden. We relativeren meer en waarderen de kleine dingen. En op een doodgewone, maar lichamelijk 'goede' dag, lopen we al snel over van geluk.

Verder ontdekken we in de meeste gevallen uiteindelijk een geheel nieuwe kant aan onszelf. Door de omstandigheden gedwongen, zoeken we ander werk, andere hobby's, een andere levensstijl en als het echt nodig is, wellicht zelfs een andere partner (of helemaal geen misschien).

Als de ene deur dichtgaat, gaat ergens een andere deur open, daar ben ik inmiddels van overtuigd geraakt. Zo kunnen er interessante en fijne dingen op je levenspad komen die je zonder fibromyalgie volledig was misgelopen. En die je nu voor geen goud meer zou willen missen…

De zon schijnt nog steeds, maar het voetbal is afgelopen en de buren zijn weer thuis.

Links slepen ze luidruchtig met stoelen, tafels en BBQ-apparatuur, rechts jengelen vermoeide kids en zet pa een hogedrukspuit op de tuintegels. Dat kan nog wel even gaan duren en bovendien beginnen vrijwel tegelijkertijd de achterbuurjongens aan het dagelijks testen van hun opgevoerde brommers.

Mijn schrijfarm doet pijn en de hand nog meer. Het protesterende lijf moet nodig uit de luie stoel en in beweging. Mijn 'ode aan FM' begint nu duidelijk barsten te vertonen, hoogste tijd om ermee op te houden dus.

Rest mij nog wel alle lezers een heerlijke, lange, zonnige zomer vol zoete mijmeringen toe te wensen!

# Dag-in-delen

Heeft u dat nou ook? Dat altijd moeten plannen en zorgvuldig indelen der weekdagen? En de dag zelf dan ook nog eens in 'delen' moeten (in)delen?

Het is voor mij blijkbaar de enige manier om overeind te blijven in het 'dagelijks' leven met zijn terugkerende, dagelijkse beslommeringen. En tegelijkertijd hou ik daar eigenlijk helemaal niet van. Ik zou het veel liever laten komen zoals het komt. Het probleem is dat als ik dat laatste zou doen, er op sommige dagen ineens veel te veel moet gebeuren. En dat gaat niet, dankzij die dwarsliggende fibromyalgie.

Dus probeer ik het per week te bekijken en aan de hand van de aanstaande verplichte, nuttige, nood- zakelijke, maar liefst ook leuke en ontspannende zaken, een voor het lijf acceptabele indeling te maken. Als ik bijvoorbeeld op maandagavond naar mijn cursus beeldhouwen wil, kan ik maandagmorgen douchen en mijn haar wassen. 's Middags kan ik een was draaien, drogen en in de kast krijgen. Dan kan ik fysiek nog even tot rust komen door bijvoorbeeld achter mijn computer te gaan zitten en wat mailtjes te beantwoorden. Daarna nog eten koken is eigenlijk al teveel, maar een eenvoudig, gezond broodje maken geeft de ruimte om dan 's avonds mijn hobby te kunnen uitoefenen. Hoewel lichamelijk zwaar, beslist onmisbaar voor de geestelijke gezondheid! Aan het eind van zo'n dag ben ik natuurlijk wel kapot.

Op de dag van de wekelijkse boodschappen ga ik bij voorkeur niet ook nog eens stofzuigen of wc's boenen. Te zwaar voor één dag. Schoonmaken kan beter gecom- bineerd worden met administratieve klusjes of noodzakelijke telefoontjes.

Het steeds weer terugkerende ontharingsritueel van benen, oksels en andere lichaamsdelen, is al dusdanig vermoeiend en pijnlijk dat ik daarna het liefst gewoon niets meer doe. Ik zou het natuurlijk ook kunnen láten, maar daar ben ik te ijdel voor. En (laten) harsen levert bij mij ontelbare rode bultjes en ingroeiende haartjes op. Niet fraai, niet aangenaam en dus geen oplossing. Deze marteling plan ik daarom maar op een dag met niet al teveel andere taken.

Het vervelende is dat, ondanks al dit noodzakelijke plannen, je evengoed in de knoei kunt komen bij feestdagen, verjaardagen en onverwachte gebeurtenissen. Het halen van de boodschappen moet bijvoorbeeld verschuiven omdat de winkels simpelweg dicht zijn, het huis poetsen wordt echt teveel als je later op de dag nog op visite moet en toch 'gezellig' wilt zijn voor de jarige. Of (erger nog) als je zelf visite krijgt en daarmee de zorg hebt voor de nodige hapjes en drankjes. De onthaarklus moet worden uitgesteld omdat je al naar tandarts of specialist moet. Een familielid zit plotseling in grote nood en heeft je hulp nodig.

En zo kan het voorkomen dat je zomaar op een dag voor het blok staat. Je haar is vet, de ijskast leeg, lagen stof en meters spinrag grijnzen je toe, je wollige benen ook en het is de dag dat je 's avonds eindelijk weer kan werken aan je beeld in wording. Wat doe je dan? Opschuiven? Natuurlijk, alles wat maar even kan wachten schuift op. Naar de volgende dag. Die daardoor ook weer te belastend zal zijn. Of je ploetert één dag voort zonder nadenken. Blik op oneindig en doorgaan. Tot alles klaar is. Waarvan je niet vrolijk wordt. En waarvan je daarna drie dagen moet bijkomen. Dagen waarop je dan eigenlijk helemáál tot niets meer in staat bent.

Wat is wijsheid in deze situaties? Ik weet het niet. Ik 'schipper'.

Soms laat ik uit onmacht de boel de boel, soms ga ik uit onmacht veel te ver over mijn grenzen. Soms accepteer ik dat het zo is, soms jank of tier ik uit pure frustratie. Fibromyalgie bepaalt gewoon in grote mate je leven, dat is een ding dat zeker is. Of je nou een 'pietje precies' bent of niet. Of je houdt van regelmaat of niet. Je hebt het maar te accepteren. Of je wilt of niet.

Daarom heb ik dus maar één advies: pluk evengoed de dag, al is het in-delen!

# Prikkebeen

Zachte Chinese muziek maakt dat ik me ontspannen begin te voelen.

Mijn denkhoofd stopt beetje bij beetje met denken, mijn spieren verslappen.

Ik concentreer me op mijn ademhaling die steeds rustiger wordt.

In de kamer hangt de prikkelende geur van tijgerbalsemolie. Ik lig op een harde massagebank, die comfortabel is gemaakt met behulp van dikke, zachte badlakens en rolletjes handdoeken. Dan slaat de eerste naald toe. Ai, au...

Mijn rechterbeen schiet een stuk omhoog. Als vanzelf, ik heb er totaal geen invloed op. De reflex op de stroomstoot die door mijn voet trekt is heftig, maar zakt daarna wel snel weer af. Tot de volgende naald. Ai, au...

Voeten, knieën, polsen, ellebogen, armen, buik, het hele lijf komt aan de beurt. Als bekroning nog een naald op mijn voorhoofd ('voor de balans') en twee bovenop mijn kruin. Daarna weer ontspannen, zo'n twintig minuten lang. Ik voel me net als in die reclamespot: een man ligt van top tot teen vol met naalden bij de acupuncturist als er brand uitbreekt. Uiterst behoedzaam beweegt hij zich naar het open raam. Beneden ziet hij hoe het vangzeil voor hem wordt opgehouden...

Hoewel je na het aanprikken en dóórduwen (ai, au...) geen pijn meer voelt, als je tenminste doodstil blijft liggen, is het toch wel een opluchting als al die naaldjes er uiteindelijk weer uitgaan. Soms 'stimuleert' mijn acupuncturiste echter halverwege de sessie nog even elk naaldje afzonderlijk. Ja, inderdaad: ai, au... Maar ik heb het er absoluut voor over en hou me kranig.

De energie in mijn benen schijnt vrijwel nihil te zijn en voelt bij het prikken aan als marshmallows. Leuk om te weten! De bovenste helft is er gelukkig wat beter aan toe.

Aansluitend krijg ik een speciale, Chinese lichaamsmassage waar je U tegen zegt. Ja, U met een hoofdletter! Elke spier wordt diep aangepakt. Na de eerste keer had ik eerlijk gezegd grote angst me minstens drie dagen niet te kunnen bewegen gezien eerdere massage-ervaringen. Maar dat viel 100% mee! Integendeel zelfs! Na de werkelijk zéér pijnlijke behandeling voel ik de energie echt goed doorstromen. Handen en voeten tintelen en zijn warm en alle spieren voelen soepel en elastisch aan in plaats van het vertrouwde 'kabel'-effect.

Ik ben pas een paar keer bij deze acupuncturiste geweest en zij denkt mijn klachten toch wel voor de helft te kunnen verminderen. De tijd zal het leren. Voorlopig heb ik er in ieder geval een goed gevoel bij. En deze schat gaat nog verder. Sinds ze me onder behandeling heeft, verdiept ze zich extra in fibromyalgie. In een vakblad las ze een artikel over FM in verband met een mogelijk vitamine A/D-tekort. Ik ben nu dus aan de goede, ouderwetse levertraan! Verder ben ik (na ook nog pols- en tongdiagnose) inmiddels 'aangevuld' met vloeibaar ijzer, gecombineerd met ontelbare, oergezonde voedingsstoffen en vitamines, slik ik extra magnesium/calcium/zinktabletten en 'duivelsklauw' en staan Chinese kruiden nog op me te wachten voor als we iets verder zijn in de behandeling.

'Alle beetjes helpen' denkt deze Prikkebeen optimistisch en neemt enthousiast nog maar eens een slok van die overheerlijke levertraan…

PS: FM'ers zijn niet altijd in elk opzicht met elkaar te vergelijken. Vaak heeft ieder zijn eigen specifieke klachten erbij. Daarom zoekt men ook zijn eigen behandeling/ therapie die mogelijk verlichting kan geven en dat kan voor iedereen zeer verschillend zijn. Deze column is slechts een persoonlijke beleving en dus geen waarde-oordeel of garantie voor verbetering van de fibromyalgie.

# Van 2007 naar 2008

En alweer een jaar dat is omgevlogen.

Het is niet meer bij te benen. De dagen, weken en maanden sprinten me voorbij en maken dat ik er ontdaan en beteuterd achteraan sjok. Terwijl ik gevoelsmatig toch echt op volle snelheid meedoe. Bijna elke dag vol en druk, zelfs (te) weinig tijd voor rust en ontspanning en eigenlijk altijd wel een gevulde agenda voor de komende periode. Ik sta er meestal niet zo bij stil, maar door zo'n aankomend nieuw jaar word je weer even met je neus op de feiten gedrukt. Het gaat hard, heel hard en beslist harder dan me lief is.

Een paar dagen geleden had ik het bijvoorbeeld met mijn dochter over 'girlpower'. Een naar mijn mening toch zeer modern en eigentijds begrip. En met drie vrouwen en slechts één man een ouderwets zware piano 1 meter omhoog tillen door een raam (en daarna weer heelhuids laten zakken) noemde ik gekscherend ware 'girlpower'. Ze lachte me vierkant uit. 'Mam, wat achterhaald en zó 2002! Dat is inmiddels toch heel vanzelfsprekend en normaal…' Zo, die kon ik in mijn zak steken. De harde werkelijkheid bleek overigens nog erger, want nadat diezelfde piano uiteindelijk niet verder kwam dan half binnen en half buiten en vervolgens zielig krakend op de vensterbank bleef hangen, waren we alsnog gedwongen tot het razendsnel inschakelen van noodtroepen. Jawel, twee jonge kerels met verontrustende spierballen moesten er aan te pas komen. En zelfs toen kostte het nog enige moeite om de klus te klaren. Dus van die 'girlpower' bleef al met al niet veel over.

Verder werd onlangs mijn nichtje 18 jaar oud en was dus meteen nichtJE af. Ze vierde haar verjaardag terecht uitbundig, zowel thuis als uit. Eerst braaf thuis bij haar ouders (die uiteraard wel naar hun slaapkamer werden verbannen), maar daarna vertrok het hele vriendengroepje om half een 's nachts naar de disco. Om vijf uur 's morgens was ze weer thuis. Het was niet zo laat geworden(!) zei ze, maar het was erg gezellig geweest.

Vroeger was ik net zo, of erger, maar tegenwoordig ben ik blij als ik voor twaalf uur in mijn bed kan kruipen. En er is gelukkig nog nooit iemand voor me opgestaan in bus of tram, maar de eerste keer dat ik met 'U' werd aangesproken staat al wel in mijn geheugen gegrift.

Zo weet ik ook nog precies het moment (alweer héél lang geleden), dat ik voor het eerst aan iets uit het verleden terugdacht. Met een schok realiseerde ik me toen dat ik een 'herinnering' had. Maar herinneringen waren toch alleen voor oude mensen?

En tegen de tijd dat ik me niet meer vergis in het aantal jaren als er naar mijn leeftijd wordt gevraagd ben ik alweer jarig en moet ik dus wederom aan dat nieuwe getal wennen.

Tja, of ik het nou wil of niet, de jaren beginnen te tellen. En dat geeft niet, het hoort nu eenmaal bij het leven, maar ik zou wel graag willen dat ze niet zo verdomd snel telden.

Daarom heb ik hoopvol mijn goede voornemens voor 2008 daarop afgestemd. Ik ga namelijk absoluut zorgen voor beduidend méér rust en ontspanning. Even dimmen, wat minder hard rennen en wat meer genieten van de leuke dingen in het leven. Zomaar midden op de dag eens een boek lezen, lekker naar muziek luisteren, een gezonde wandeling maken in de natuur, de boel even de boel laten. Dat zal het fibromyalgie-lijf alleen maar ten goede komen en wellicht gaat de tijd dan ook meteen wat minder hard. Diezelfde tijd zal het leren!

In ieder geval wens ik hierbij alle lezers een bijzonder mooi, fijn en zo gezond mogelijk nieuw jaar toe, al dan niet met goede voornemens. En dat al uw wensen uit mogen komen, het liefst een beetje snel...

# Di-eten

Het was een moeizame dag vandaag. Die dagen kennen we allemaal wel.

Alles gaat nog net even belabberder dan gemiddeld en je ploetert door de uren alsof je door dikke, vette modder worstelt.

Op het moment dat ik dit schrijf is het al een tijdje behoorlijk koud. En mijn fibromyalgie-lijf heeft een pesthekel aan kou. Dan protesteert het extra, dat is u als FM'er waarschijnlijk ook niet onbekend. Bovendien heb ik de hele dag door een enorme trek als de temperatuur daalt. En dat komt verdomd slecht uit na al die feestdagen.

Al dagenlang verdiep ik me dus in de diverse diëten. Het internet geeft volop informatie over hongeren op aangename manier. En vanmorgen begon ik daadwerkelijk en enthousiast met een detox- annex afslankdrankje. Bedoeld om de inwendige mens eens goed te reinigen van verkeerde vetten en andere slechte dingen en tegelijkertijd een paar pondjes kwijt te raken. Dat zijn twee vliegen in één klap dus dat leek me wel wat.

Vervolgens was het ook mijn eerste dag van het 'brooddieet', lekker makkelijk en met veelbelovende resultaten. In de loop van de middag realiseerde ik me echter dat het detox-drankje uiteraard helemaal niet is toegestaan bij dit brooddieet. Er zit namelijk o.a. suiker in, strikt verboden! Mijn enthousiasme nam daardoor al enigszins af en ondanks het heerlijke volkorenbrood snakte ik inmiddels naar een plak pittige, oude kaas erop.

Ik sleepte mezelf desondanks nog een paar uur door de vette modder en vervelende klusjes heen en dronk braaf water en thee tussendoor. Toen het water in mijn buik van kabbelen overging naar klotsen, schoot me een oud spreekwoord te binnen: 'Men vangt meer vliegen met een lepel honing (of stroop), dan met een vat azijn.' Die gedachte alleen al was vanzelfsprekend 'koren op mijn molen' en binnen een half uur had ik een aantal boterhammen met kaas, pindakaas en een zorgvuldig verstopte chocoladereep achter mijn kiezen. Wat me overigens een hele goede manier lijkt om dat wonderdrankje meteen eens pittig te testen.

Daarna had ik natuurlijk spijt. Mijn eerste dieetdag meteen alweer grondig verprutst.

Maar mijn handen en voeten hadden last van een reumatische aanval, de rest van het lijf weigerde mee te doen aan toch heel normale bewegingen en de post bracht een aanmaning. Moegestreden zette ik mij achter de computer en keek nog maar eens op 'dieetwijzer.com.' Misschien was het 'soepdieet' toch een betere keus met deze kou...

In de loop van mijn leven ben ik al talloze malen 'aan de lijn' geweest en diverse keren ook met groot succes. Ik weet dus precies hoe het wel en niet moet. Het punt is bij mij gewoon dat ik er voor in de juiste stemming moet zijn en erg gemotiveerd. En dat ben ik momenteel blijkbaar niet. Maar ik geef het niet op hoor, als het binnenkort voorjaar is en de dikke, lekker verhullende winterkleren uitgaan, komt het wel goed.

Dus 'maak ik van een vlieg geen olifant', zou ik overigens nog 'geen vlieg kwaad doen' en zit ik hier ook niet bepaald 'om vliegen te vangen'. Wellicht 'zie ik ze wel vliegen' wat dat drankje betreft, maar daar ga ik toch nog maar even mee door, want je weet maar nooit...

# Het boodschappenkarretje

Het overkomt me regelmatig. Ik ga van huis met de intentie slechts een paar kleine boodschappen te halen. En vervolgens kom ik terug met zware, volgeladen tassen. Aanbiedinkje hier, leuk plantje daar, extra flesje wijn voor als er onverwacht iemand langskomt en (teveel) 'lekkers' voor wanneer dan ook. Tegen de tijd dat ik thuis ben heb ik fascinerende, roodwitte striemen in mijn handen en voel ik nek, schouders, ellebogen en armspieren heftig protesteren. Ook al ben ik onderweg talloze malen gestopt om de last even te kunnen neerzetten en meteen de tassen van arm te laten wisselen.

Om voorgoed een einde te maken aan deze zinloze krachttoer en verspilling van broodnodige energie, deed ik mijzelf een boodschappenkarretje cadeau, u kent ze vast wel. Voor een luttel bedrag zou een vrolijk ruitje mijn leven voortaan aanzienlijk vereenvoudigen. U leest het goed: 'zou', want sinds de aanschaf – alweer enkele maanden geleden – staat het fris geruite karretje stof te vangen in de berging. Inmiddels zó ingebouwd tussen andere spullen dat je al niet eens meer overweegt het ding überhaupt tevoorschijn te halen.

Het karretje vraagt zich af waarom het niet gebruikt wordt en ik peins mee.

Te truttig? Te onhandig? Te lastig? Of een combinatie van die drie? Waarschijnlijk het laatste. Maar als ik echt heel eerlijk ben wil ik gewoon niet met zo'n geval lopen. Vandaar die andere argumenten om het vooral niet te hoeven gebruiken. En natuurlijk is dat grote onzin want zelfs jonge, sterke, gezonde mensen maken – terecht – gebruik van dit hulpmiddel bij het doen van de boodschappen. Het heeft dan ook niet te maken met (valse) schaamte. Het zit meer in mezelf. Het VOELT te afhankelijk, te hulpbehoevend of te zwak om dit karretje mee te slepen. Geloof me, terwijl ik dit schrijf realiseer ik me donders goed de complete nonsens van mijn eigen gevoelens op dit gebied. Ik heb iets vergelijkbaars overigens al eens eerder ervaren toen ik dankzij een forse hernia niet kon staan of lopen en genoodzaakt was een douchestoel aan te vragen. Dat kreng heeft het mogelijk gemaakt dat ik die periode redelijk schoon ben doorgekomen, maar ik voel nog als de dag van gisteren de opluchting toen ie weer kon worden opgehaald. Afschuwelijk zo'n overduidelijk hulpmiddel in je huis...

Het tegenstrijdige is dat ik inmiddels wel een krukje in de douche heb staan waar ik totaal geen probleem mee heb. Maar dat is dan ook een fraai modelletje in een bijpassend kleurtje, strak en modern. En ó zo handig bij het 'ont'eelten van je voeten of om gewoon even lekker onder de warme stralen te zitten als je moe bent of pijn hebt, als fibromyalgie het je moeilijk maakt. Zoals ik ook zonder enige schroom altijd graag een kussentje op schoot neem om mijn armen ontspannen te kunnen laten rusten, of ik nu thuis ben of op visite. En het feit dat daar wel eens een opmerking over gemaakt wordt, doet me helemaal niets. Het kunnen ontlasten van die altijd gespannen spieren wint het met ruime voorsprong van eventueel commentaar. Ook mijn passie voor 'lijstjes' om maar niets te vergeten en tegelijkertijd het denkhoofd lekker leeg te maken, zit me totaal niet dwars.

Maar wát als dat kussentje eruit zou zien als een opvallend (medisch) hulpmiddel? Met een stekkersnoer eraan bijvoorbeeld? Of als die lijstjes noodzakelijkerwijs door het hele huis heen pontificaal op deuren en kastjes moesten worden gehangen? Dan wordt het ineens een ander verhaal. Daar zou ik me behoorlijk hulpeloos en hulpbehoevend bij voelen. En dát wil ik nu juist niet. Blijkbaar is dat dus de kern van dit alles! Dus voor als het ooit echt niet anders meer kan, ben ik alvast in het geruststellende bezit van een prachtig boodschappen-karretje. Maar voorlopig kies ik nog maar even voor de fascinerende roodwitte striemen...

# Vrijdagmiddagschepping

Al vaak in mijn leven heb ik verzucht dat de cyclus van de mens toch echt beter had gekund.

Dat 'De Schepping' vermoedelijk op een druilerige maandagochtend is begonnen of juist afgemaakt. Zoals je ook van die typische 'maandag'-auto's en -wasmachines hebt. Die dus altijd wat mankeren en nooit helemaal optimaal presteren.

Ik stel me zo voor dat daarentegen een relaxte vrijdagmiddagschepping het volgende type mens had kunnen opleveren: tolerant, zachtaardig, goedmoedig, levenslustig en vooral wijs, heel wijs! Ieder mens zou dan namelijk geboren worden met alle denkbare kennis en levenswijsheid, zodat daar vervolgens een leven lang van geprofiteerd kan worden. Pas zo tegen het tachtigste levensjaar zouden die kwalificaties langzaam maar zeker afnemen, totdat we uiteindelijk als gerimpelde, onwetende, maar uiterst tevreden wezentjes weer terug zouden mogen naar een koesterende moederschoot. Warm en veilig. Waarna deze blij makende cyclus na enige tijd gewoon opnieuw zou kunnen beginnen.

Zeg nou zelf, dat klinkt toch veel beter dan naïef en onwetend geboren worden, je hele leven moeten ploeteren en keer op keer op je gezicht gaan om 'oud en wijs' te worden en vervolgens, op het moment dat je al je lessen eindelijk met veel pijn en moeite hebt geleerd, de pijp uitgaan?

Bovendien zouden we bij zo'n 'vrijdag'scenario vast een heerlijke, prachtige, gelukkige wereld hebben! Alleen maar tolerante, zachtaardige, wijze mensen, zowel in je naaste omgeving als in China, het Midden-Oosten en Amerika, om maar eens wat te noemen. Elk mens op deze aarde zou dan namelijk inzien en écht begrijpen dat ieder ánder mens ook echt 'anders' is dan hijzelf. En dat zou geen irritatie of onbegrip opleveren. Geen agressie of geweld. Slechts acceptatie en mededogen. Of het nou om cultuur of religie gaat. Om kleine of grote verschillen. Om rijk of arm. Stel je voor, zoveel wijsheid en goedmoedigheid in ieder mens op deze wereld...

En om het even wat kleiner te houden, wat zouden FM'ers zich erkend en begrepen voelen! Ze hoefden nooit meer iets uit te leggen, aan wie dan ook! Meelevende dokters, tolerante keuringsartsen, wijze werkgevers en collega's, begripvolle familieleden. Wie weet waren de artsen dan zelfs wel zó wijs dat ze fibromyalgie gewoon konden genezen! Oh, wonderful world en oh, beautiful people...

Maar helaas, 'De Schepping' is geschied. En dat zullen we weten ook!

- Buren zorgen zeven dagen per week, dag en nacht voor onacceptabele overlast.
- Uit naam van 'Het Geloof' maken hordes 'mensen' elkaar iedere minuut van iedere dag af.
- Het simpele woordje 'hoofddoek' heeft een extreem beladen bijklank gekregen.
- Ouders vermoorden hun eigen kinderen.
- Kinderen vermoorden hun eigen ouders.
- Onderwijspersoneel krijgt zelf les om te leren omgaan met de agressie en het geweld op hun school.
- Detectiepoortjes scannen op wapens.
- Tramconducteurs worden voor rotte vis uitgemaakt en bedreigd.
- Er zijn tegenwoordig televisieprogramma's nodig om familieleden na jarenlange vetes weer tot elkaar te brengen.

Oh, wonderful, wonderful world en oh, beautiful, beautiful people...

Lieve, lieve Heer, heeft u heel misschien, heel toevallig aanstaande vrijdagmiddag nog een plekje vrij in uw agenda?

# Alternatief

Na mijn ervaringen op het acupunctuur-front (in een eerdere column beschreven), vond ik het tijd worden voor een nieuw experiment. De naalden werden namelijk steeds pijnlijker en de resultaten namen af. Op het laatst was ik dagenlang doodmoe na een behandeling en dat kan toch niet de bedoeling zijn. Aanvankelijk knapte ik er echt behoorlijk van op, maar dat bleek helaas dus niet blijvend te zijn. Het is vreemd, want dat heb ik vaker ervaren. Het effect van een nieuwe behandeling of een nieuw medicijn (al dan niet alternatief) is soms erg hoopgevend en vervolgens kakt de boel weer in (er zullen ongetwijfeld mensen zijn die dit afdoen als een 'tussen-de-oren'-kwestie...) Maar zoals ik al meerdere malen schreef: 'hoop doet leven' en die hoop heb ik blijkbaar hard nodig, dus vertik ik het om bij de pakken neer te gaan zitten. Hoewel ik geen 'genezing' verwacht, sluit ik op zijn minst 'verlichting' van de fibromyalgie-klachten toch echt niet uit. Zo kwam ik na het lezen van een aantal artikelen en een speurtocht op het internet uit op 'Bioresonantie'. Ik zal hier nu niet op de details ingaan, maar wel proberen het even simpel en kort uit te leggen. De behandelaar (in mijn geval een fysiotherapeut) maakt gebruik van een apparaat dat frequenties, trillingen in je lichaam meet. Er wordt van uitgegaan dat alles bestaat uit een bepaalde energie en dat die te meten is. Als er iets niet in orde is geeft het apparaat dat aan en is het bovendien vervolgens in staat om de juiste, goede trillingen door te geven aan je lijf. Zo kunnen allergieën worden opgespoord en behandeld, evenals bijvoorbeeld metaalbelastingen, hooikoorts, candida, chemische overgevoeligheden, darmperikelen, lastige bacteriën etc.

etc. Het lijkt te mooi om waar te zijn en ook voor kinderen met klachten is het ideaal. Een volstrekt pijnloze behandeling die je lichaam weer in evenwicht brengt.

En laat het bij mij nou nog werken ook! Vanaf de eerste behandeling voelde ik me stukken beter, duidelijk meer energie, duidelijk fitter en duidelijk minder pijnklachten. Te duidelijk om 'tussen-de-oren' te zitten! Er wordt niet gekeken naar fibromyalgie op zich, maar naar wat er mogelijk voor problemen achter kunnen schuilen. Daarom is dit – net als acupunctuur of hydrotherapie of bewegings-banken of vul maar in – uiteraard ook weer een persoonlijke beleving. Wij hebben als FM'ers immers toch vaak enigszins verschillende klachten; niet alles is vergelijkbaar en ook zeker niet altijd in dezelfde mate bepalend voor ons welzijn. Maar bij deze Bioresonantie zijn er voor mij in ieder geval een aantal dingen uitgekomen die nu worden aangepakt met opvallend goed resultaat. Of dat duurzaam zal zijn is nog wel even afwachten. Je kan je immers evengoed voorstellen dat je je zomaar een tijdje beter voelt door het mooie weer, of door een periode met minder stress, of door betere omstandigheden. Juist bij fibromyalgie is het verdomd lastig uit te maken wát nou wát is; waardoor gaat het soms ineens beter en waardoor juist slechter. We zoeken daarom altijd maar weer naar die balans tussen voldoende bewegen en toch niet te veel belasten. Tussen inspanning en ontspanning. Tussen doorzetten en loslaten. Dus denk ik nu niet meteen dat ik 'genezen' ben. Maar op het moment voel ik me goed, veel beter dan in tijden het geval is geweest. En dat maakt me blij. En ik hoop met heel mijn hart en ziel dat het zo zal blijven. Mijn lijf doet nog altijd niet alles wat ik zou willen en ik heb nog altijd mijn beperkingen, maar daar leef ik inmiddels al zo lang mee dat ik er nauwelijks bij stil sta. Des te fijner is het om je ineens zoveel 'gezonder' te voelen, het is een geschenk uit de hemel. Of uit het Bioresonantie-apparaat... De tijd zal het verder wel leren, maar voor nu trek ik mijn dansschoenen aan en wals door het leven!

# Buren

Bijna iedereen heeft wel buren. Links of rechts, voor of achter, of alles tegelijk. Er zijn maar weinig bofkonten die zich kunnen koesteren in de rust en vrijheid van een compleet vrijstaand huis of landelijk gelegen boerderij. Zelf heb ik noch de mazzel, noch de financiën om zo'n droom te verwezenlijken, dus moet je roeien met de riemen die je hebt. En dat is lastig als de ene riem flinke averij heeft opgelopen en de andere rijp is voor de sloop.

Gedurende mijn leven heb ik allerlei buren de revue zien passeren. Teruggetrokken en lieve mensen, opdringerige en lawaaierige mensen. Behulpzaamheid, muziekgedreun, vuilophoping, vriendelijkheid... Ik heb het allemaal meegemaakt en me zonder moeite aangepast. Leef en laat leven, zelf word ik ook graag met rust gelaten. Maar momenteel zit ik in een situatie die me veel stress oplevert. En dat is héél slecht voor mijn FM-lijf!

De zaak zit zo: línks woont een stel dat elkaar vrijwel voortdurend naar het leven staat. Wat gepaard gaat met extreme uitbarstingen. Schreeuwen, tieren, met deuren en huisraad smijten, elkaar door het huis jagen of eruit gooien. Dat laatste is weldadig, dan is er tenminste rust. Maar het is helaas altijd maar tijdelijk en daarna begint het gewoon weer opnieuw. Dag en nacht. Zeven dagen per week. Tot je er gek van wordt, zeker na de zóveelste slapeloze nacht. Andere omwonenden hebben er uiteraard ook flink last van, dus toen het na maandenlang slikken echt te gortig werd, zijn de eerste stappen via politie en woningbouwvereniging gezet. Vervolgens is een lange adem nodig! Regelmatig 's nachts de politie bellen, formulieren verzenden met tijdstippen en aard van de overlast... Uiteindelijk heeft het stel inmiddels meerdere waarschuwingen gekregen van de woningbouwvereniging en als er niets verandert wordt een juridische procedure gestart...

Onderwijl sloeg (onaangekondigd) de buurvrouw réchts op hol. Tijdens een intussen bróódnodig (en bij haar bekend) 'weekendje weg', kortwiekte ze de mooie coniferenheg die de afscheiding tussen onze achtertuinen vormt met 60 centimeter! Bij thuiskomst trof ik niet alleen een heg aan die door deze actie totaal uit zijn verband is getrokken, maar tevens een berg takkentroep en een buurvrouw die nu onbelemmerd inkijk heeft in tuin, keuken en woonkamer! Dat geeft niet bepaald een 'vrij' gevoel, nietwaar? Het argument is een 'dode' heg aan haar kant. Onbegrijpelijk, want hij stond er werkelijk prachtig bij. Met de nadruk op 'stónd'! Na een voorzichtige opmerking van mijn kant dat ik er niet blij mee was, werd ze acuut pislink. En nu hebben we dus een probleem. Voordat die heg zijn oorspronkelijke hoogte terugheeft, zijn we jaren verder. En ik heb bepaald geen zin om al die tijd met dichte gordijnen te zitten. De buurvrouw kwam nog wel met een 'oplossing': ze plaatste haar grote parasol zó, dat inkijk aanzienlijk werd verminderd tot de heg weer hoog genoeg zou zijn. Daar was ik al blij mee, alleen wordt deze parasol nu om de haverklap verplaatst, hoger of lager gezet of gewoon ingeklapt... In plaats van ongestoord genieten in de tuin, hebben frustratie en ergernis de overhand gekregen. Zo jammer! Bij normaal overleg was er ongetwijfeld een oplossing gevonden. Nu vrees ik dat slechts het plaatsen van schuttingen voor privacy kan zorgen. En daar zal de verstandhouding beslist niet door verbeteren.

Het maakt me treurig dat zo weinig mensen rekening houden met een ander. 'Verbeter de wereld en begin bij jezelf' is mij van jongs af aan meegegeven. Maar daarna dan? Moet je alles accepteren? Moet je je eigen rust maar opofferen om je buren hun gang te laten gaan? Waar ligt de grens?

Fibromyalgie maakt dat ik extra goed moet zorgen voor mezelf. Dat ik voldoende slaap krijg, dat ik niet teveel stress heb, dat ik kan óntspannen na ínspannen. Maar aangezien FM nog altijd niet officieel erkend is, zal een 'hutje op de hei' wel helemáál nooit vergoed worden door de ziektekostenverzekeraars...

# Artse(n)nij(d)

Van Dale zegt:
* artsenij – inwendig geneesmiddel...
* nijd – woede...
Veel FM-lezers zullen dit helaas herkennen, maar gelukkig zijn er ook uitzonderingen en laten we die vooral koesteren. Ze zijn pleisters op onze hardnekkige wonden en verzachten onze dagelijkse fibromyalgie-sores dankzij begrip en betrokkenheid.

Momenteel heb ik zo'n lot uit de loterij. Een vrouwelijke huisarts in opleiding (h.a.i.o.) die het beter doet dan heel wat oude rotten in haar vak! Op vriendelijke wijze nodigt ze me uit in haar spreekkamer, luistert geïnteresseerd en kijkt me daarbij aan. Op een rustige en begrijpelijke manier legt ze een en ander uit, vertelt wat de mogelijkheden zijn en vraagt wat ik er zelf van vind. Ze is secuur en grondig. Als ze twijfelt komt ze daar eerlijk voor uit en zoekt het op in het 'protocol' dat er voor staat! Ik hoop dat ze zo blijft, ook als ze h.a.i.o.-áf is.

Als ik iets mankeer stel ik een bezoek aan de dokter zo lang mogelijk uit. Mijn vertrouwen in artsen is in de loop der jaren namelijk danig afgenomen. Dat heeft natuurlijk ook wel te maken met het feit dat je als FM'er vaak met lastige klachten komt aanzetten waar de medische wereld nu eenmaal (nog) geen antwoord op heeft. Maar wat mij het meest tegenstaat is het soms kwetsende gedrág van zo'n dokter! Als ie het domweg ook niet weet, zég dat dan gewoon! Draai er niet omheen, geef de patiënt niet het gevoel dat hij of zij zich aanstelt, neem hem of haar op z'n minst serieus...

Jaren geleden had ik bijvoorbeeld maandenlang ondraaglijke pijn waardoor ik niet kon staan of lopen.

Mijn toenmalige huisarts zei dat het vanzelf wel over zou gaan en schreef pijnstiller na pijnstiller voor. Dat eindigde bij morfine in steeds hogere doseringen. Voor de misselijkheid die ik daaraan overhield had hij wel een ander pilletje en tegen de bijbehorende verstopping een effectief laxeermiddeltje. Ik was al met al een kruipende apotheek want het was absoluut geen hernia volgens deze wijze man en nader onderzoek was overbodig. Ik moest maar even doorbijten. Mijn fysiotherapeut dacht daar al een tijdlang anders over en nadat ik uiteindelijk huilend van de pijn zijn behandelbank niet meer op kon komen was voor hem de maat vol. Hij schreef een brief aan mijn huisarts en pas toen kreeg ik een verwijzing voor de neuroloog. Die vervolgens (zelfs zonder bril) de hernia al van verre zag, diezelfde dag nog een scan regelde en me korte tijd later operatief bevrijdde van een maatje pingpongbal. 'Ja, we dachten al dat het een hernia was hè?', zei achteraf mijn kundige huisarts voldaan...

Deze zelfde jonge, arrogante arts presteerde het overigens ook eens om me weg te sturen met een recept voor (alweer) een laxeermiddel, terwijl mijn stoelgang optimaal was en ik voor iets heel anders op zijn spreekuur kwam!

Een ándere huisarts verpestte ooit bijna mijn oog door de foutieve diagnose/behandeling van een riskante infectie en wederom een weigering door te verwijzen naar de specialist. Die ik uiteindelijk zelf raadpleegde, net op tijd om het oog te redden. Ook in dit geval werd een boze en waarschuwende brief naar de betreffende huisarts gestuurd.

En verder waren er nog de artsen die zeiden: 'Je moet er maar mee leren leven', of die talloze onderbrekingen van het gesprek (via telefoontjes of onaangekondigde binnenkomst in de spreekkamer) blijkbaar heel normaal vonden of die bij voorbaat al uitstraalden: 'Ik heb het druk, ben moe en heb problemen thuis...'

Dit soort artsen maakt mij inderdaad 'nijdig' en ze bieden ook geen 'inwendig geneesmiddel' waar wij als FM'ers - bij gebrek aan beter - al door zouden kunnen opknappen. Begrip, erkenning, betrokkenheid, we verdienen het en hebben er op z'n minst recht op, dus dat is dan ook meteen wat ik u allen van harte wens voor het komend jaar!

En verder bergen geluk, stapels liefde en heerlijke feestdagen. Dat al uw wensen in 2009 mogen uitkomen!

# Begrepen onbegrip

Hartje Amsterdam. Spitsuur.

Op een plek waar talloze tram- en buslijnen elkaar kruisen, sta ik in wind en regen, tussen stressvolle medereizigers te kleumen op de halte. Maar daar komt mijn tram al aan, enigszins verscholen achter een vooroprijdende bus. Ik loop alvast wat meer naar achteren op de lange halte. Hoewel ik vermoedelijk niet zal kunnen zitten, wacht ik verlangend op 'warm' en vooral 'droog'...

Tien minuten later verlang ik nog steeds. De bus is vlak voor de halte gestopt en vanaf dat moment is geen beweging waar te nemen. Mijn tram staat er verloren achter en veroorzaakt inmiddels een flinke verkeersopstopping. Overige trams en bussen lopen vast in een indrukwekkende file. Medereizigers op de halte beginnen te mompelen. Zou er iets gebeurd zijn? Iemand onwel geworden misschien? Aan de buitenkant is niets te zien. De chauffeur van de bus zit gewoon op zijn plaats en staart opvallend flegmatisch voor zich uit. Kijkt niet op of om. Reageert niet op vragen van omstanders.

Nog eens tien wonderlijke minuten verder gaat het gemompel over in gemopper en daarna in krachtige protesten en termen die ik hier niet zal herhalen. Passagiers van betreffende bus en tram stappen onderwijl witheet uit...

Maar dan gebeurt er toch iets! Kort na elkaar arriveren GVB-mensen en motorpolitie. Er wordt druk overleg gevoerd, niemand weet wat er precies aan de hand is. Na lange, lange tijd begint er duidelijkheid te komen. Links en rechts vang ik flarden op. Al vanaf beginpunt Centraal Station zijn er blijkbaar irritaties geweest tussen de bestuurders van de nu stilstaande bus en tram. Beledigingen zijn uitgewisseld, vernederingen geïncasseerd. Tot het moment dat de chauffeur van de bus het tijd vond worden voor een statement...

Na nog minstens een kwartier gepraat, heen-en-weer geloop, spoedberaad via walkietalkies, notities in belangrijke boekjes en kalmerend toespreken, komt er schot in de zaak. Politiemotoren en GVB-wagentje worden in slopend traag tempo van de rails verwijderd en de bus komt in beweging. Half Amsterdam zit inmiddels muurvast...

Eenmaal ingestapt (warm, droog én zittend!) luister ik nog even naar het napraten van de aangeslagen conducteurs. Daarna sluit ik me af voor alle indrukken, ontspan en verval in gepeins: Als ik dit verhaal návertel, kan een ander dan wérkelijk begrijpen hoe de situatie was? Hoe koud ik het had? Hoe nat mijn jas was? Hoeveel irritatie er op de halte was? Hoe de gemoedstoestand van de buschauffeur moet zijn geweest? Hoe groot de wanhoop van de trambestuurder?

Ik denk het niet eerlijk gezegd. Wij mensen kunnen mijns inziens slechts begrip opbrengen als we de situatie zélf hebben meegemaakt. Pas dán kunnen we écht aanvoelen, inleven.

Voor de getroffen reizigers is het verdomd lastig om mee te leven met de veróórzakers van het oponthoud die echter óók recht hebben op hun portie begrip. En voor de warme thuiszitters is mijn verhaal slechts een anekdote die pas daadwerkelijk in te voelen is bij het zelf meemaken ervan.

Bovenstaande bespiegelingen komen voort uit het feit dat ik in korte tijd plotseling tot drie keer toe, van verschillende personen uit mijn omgeving te horen kreeg: 'Nu begrijp ik je pas écht, nu weet ik hoe je je moet

voelen, nú snap ik waarom je soms dit of soms dat...'
Alledrie mensen die compleet op de hoogte zijn van mijn fibromyalgie, die weten wat dat inhoudt! Alledrie zitten ze onverwachts lichamelijk in slechter vaarwater dan voorheen, veroorzaakt door verschillende omstandigheden.

Eindelijk erkenning zou je zeggen. Tsja, maar ik voel oprecht met ze mee en 'begrijp' ze volkomen. Ik vind het rot voor ze en wens ze snel herstel toe. Ze zijn me lief en ik gun sowieso niemand dezelfde sores als die mij inmiddels zo 'vertrouwd' is. Maar het zegt wel veel over het woordje 'begrip' en wellicht helpen bovenstaande overpeinzingen om óns FM'ers te doen inzien dat we vermoedelijk altijd wel te maken zullen hebben met onbegrip, behalve bij lotgenoten!

En dát zullen WIJ dus moeten begrijpen...

# Verleden versus Heden

Dankzij de ongekende mogelijkheden van het internet werd ik onlangs 'opgespoord' door een klasgenootje van de lagere school. Aangezien die periode al heel lang achter me ligt, zijn mijn herinneringen daaraan nogal vaag geworden, zo niet compleet gewist, maar ik was aangenaam verrast en herkende haar naam meteen.

Ook oude beelden en gebeurtenissen werden langzaam maar zeker steeds duidelijker door mijn mistige hersenpan opgehoest. Dat wat stille meisje was het, met lang, bruin haar in een kunstzinnige wrong gedraaid. Op precies dezelfde manier als haar moeder het droeg. Allebei met een enigszins artistieke uitstraling. Nét even anders dan de rest. Ze woonde bij mij om de hoek en ik ben wel eens bij haar thuis geweest. Echte hártsvriendinnen waren we niet, maar we konden het altijd wel goed met elkaar vinden.

Na dit eerste, hernieuwde contact wisselden we nog enkele mailtjes uit en besloten uiteindelijk gewoon een keer af te spreken. En die bijzondere ontmoeting was vreemd en vertrouwd tegelijk.

We hadden geen idee of we elkaar nog zouden herkennen maar dat bleek geen enkel probleem. Zij drukte het mooi uit: 'Je ziet er heel anders uit dan ik had verwacht, maar je BENT het gewoon wel!' En ik had precies dezelfde ervaring!

Aanvankelijk een beetje giechelig (als echte schoolmeisjes) staken we van wal, haalden gemeenschappelijke herinneringen op en namen elkaars leven 'even' door. Hoewel we na de lagere school ieder een totaal ander pad kozen, bleken er toch ook diverse splitsingen en kruispunten te zijn waarop we elkaar tegenkwamen en herkenden. Alles weelderig geplaveid met de gebruikelijke ups en downs. En ja, ze is inderdaad de kunstzinnige, artistieke kant opgegaan en tegenwoordig onder meer beeldend kunstenaar! Natuurlijk kwam ook die ene leuke leraar ter sprake waar zij toen zo buikpijngevend verliefd op was, zoals de meeste meisjes van de klas overigens. We gaan zelfs een poging wagen ook hem op te sporen en misschien zelfs te bezoeken, als hij tenminste nog in leven is...

Dankzij deze plotselinge duik in het verleden ben ik na onze reünie zelf ook via het internet gaan speuren. Oude scholen en schoolfoto's, oud-klasgenoten, oud-leraren. Die hersenpan van mij maakte overuren...

Natuurlijk levert dit 'terug'blikken grappige, leuke en zelfs ontroerende momenten op. Maar er zit ook een minder prettige kant aan vast heb ik gemerkt. Afgezien van het besef dat er al zo'n groot stuk van je leven áchter je ligt, heb ik best moeite met het feit dat ik zoveel van mijn plannen en idealen niet heb kunnen waarmaken. Dankzij lichamelijke sores vanaf de puberleeftijd. Ik wil absoluut niet zielig doen, maar confronterend is het op zulke momenten wel. Vooral als je dat kleine meisje weer vóór je ziet dat altijd minstens een acht voor gym had, gek was op sport en 'later' het liefst naar de sportacademie wilde. Dat meisje dat haar dromen weliswaar optimistisch bijstelde, maar vervolgens toch áltijd weer met haar neus op de feiten werd gedrukt: 'Dat hou je niet vol, dat is te belastend, daarvoor heb je niet genoeg energie...'

Mijn oude schoolvriendinnetje heeft geen fibromyalgie, maar evengoed wel de nodige klappen gekregen in haar leven. Ook op fysiek gebied. En ook zij is teleurgesteld in sommige aspecten van haar bestaan op deze aardkloot.

Maar voor wie geldt dat niet? Rozengeur en maneschijn zijn soms ver te zoeken!

Dus niet alleen voor FM'ers maar voor íeder mens lijkt de beste remedie dan ook maar volop te leven in het 'hier en nu'. Dáár het allerbeste uit te halen en te genieten van elk mooi, fijn of leuk moment dat zich aandient. Je vól te zuigen met de zon en het licht van het voorjaar en je pijnlijke, stramme lijf in beweging te brengen, het liefst de natuur in, waar kale bomen ieder jaar vanzelf weer groen worden…

# Genoeg

Ik computer, jij/hij/zij computert, wij/jullie/zij computeren...

De computer, inmiddels niet meer weg te denken uit
ons leven.

En gelukkig ben ik nog net van de generatie die het kon
oppikken! Want wat er daarna allemaal nog voor fraais bij
is gekomen gaat mijn pet meestal ver te boven. Ik heb
totaal geen benul van Bluetooth, Blu-Ray, iPod of twitter
om maar eens wat te noemen. Nou ja, bij twitteren kan ik
me nog wel iets voorstellen en Hyves bevat ik ook nog
net, maar eigenlijk hoeft het voor mij niet zo.

Het is me te veel, het gaat me te ver en ik heb eerlijk
gezegd ook helemaal geen zin om me erin te verdiepen.
Een mobiele telefoon waarmee ik foto's kan maken of
zelfs kan internetten staat ook niet op mijn verlanglijstje.
We hebben toch al alles wat we nodig hebben? Eigenlijk
al veel te veel naar mijn mening. En dus probeer ik te
leven met in mijn achterhoofd mooie, wijze woorden als:
'less is more' en 'teveel is minder dan genoeg...'

Noem me ouderwets, noem me dom, noem me
achtergebleven gebied, noem me wat je wilt, ik zal er niet
mee zitten. Ik gá nog voor 'het boek', de 'gewone' krant
en het journaal om acht uur 's avonds. Maarrr... die
computer zou ik toch echt niet meer kwijt willen nu ik er
inmiddels letterlijk en figuurlijk mee heb leren lezen en
schrijven. En hoewel ik de generatie bóven mij dus héél
goed begrijp als ze er niets van willen weten, denk ik toch
dat ze iets missen. Want juist 'ouderen' zijn vaak alleen,
eenzaam en aan huis gebonden. En dan kan zo'n (in hun
ogen meestal) nieuwerwets (on)ding veel betekenen. Wat
wij als FM'ers vast wel herkennen als we onze slechte

dagen hebben en geen deur uitkomen. Want dan kan je evengoed wel even 'online' gaan en een mailtje lezen of versturen, misschien zelfs wat chatten, informatie opzoeken over iets waar je je zorgen over maakt of domweg nieuwsgierig naar bent, contact zoeken met lotgenoten etc.

Maar mijn omie bijvoorbeeld liep liever minstens tien keer haar (héle) lange gang door naar de keuken om een mini-scheutje kokend water op de (handgemalen) koffie te gieten, dan gebruik te maken van dat 'moderne' koffiefilterapparaat dat ze kreeg om het haar juist wat makkelijker te maken. Want die 'nieuwe' koffie smaakte toch echt niet zo lekker als die 'oude'. En ze had nog gelijk ook! Echt niet iedere vernieuwing is een verbetering... Zo verkoos ze ook steeds weer haar stokoude, loodzware stofzuiger boven het veel lichtere slee-model dat dus uiteindelijk stof stond te vangen in de kast. En zo is mijn (overigens zeer 'moderne') moeder inmiddels met geen paardenkrachten aan de computer te krijgen. En zo krijg ik zelf dus blinde vlekken en ondefinieerbare uitslag bij iPod of podcast. Al die technologische ontwikkelingen gaan te snel blijkbaar en op een bepaald moment denkt de mens: 'Het is mooi zo, genoeg is genoeg.' Dus bof ik werkelijk, omdat ik het computeren nog bijtijds heb kunnen opslaan op mijn eigen harde schijf!

Bij een tegenwerkend lijf kan ik dan toch de nodige afleiding vinden door bijvoorbeeld een fascinerend computer-'zoekspel' te spelen, of een 'breinkraker' tegen de fibro-mist. Het is verder ook buitengewoon handig om razendsnel even iets over een onverklaarbare klacht te kunnen opzoeken of over een bijwerking van medicatie bijvoorbeeld. En in ieder geval heerlijk om via de digitale snelweg je sociale contacten up-to-date te houden op dagen dat de stoep voor je deur al te ver weg lijkt en de telefoon te zwaar om op te tillen. Bovendien levert een beetje 'surfen' over het net vaak de meest interessante, maar ook bizarre, komische of zelfs hilarische informatie op. Om toch even lekker hardop te lachen, zelfs al zit je in je eentje met je muis, je scherm en je trouwe toetsenbord...

# Achtbaan

Het is zondagmiddag.

Buiten regent het, ik heb geen excuus meer.

De deadline voor deze column hijgt in mijn nek, dus ik ben nu dan toch maar achter mijn toetsenbord gaan zitten...

Wat ik normaal gesproken altijd met zo veel plezier doe, valt vandaag werkelijk niet mee!

De laatste maanden heb ik namelijk in een achtbaan gezeten. Geen gewone, maar zo eentje waarvan je na het opgelucht uitstappen nog geruime tijd totaal verdwaasd ronddwaalt.

En hoewel ik inmiddels UITERST opgelucht ben uitgestapt, zit ik nog wel in de fase van verdwazing. En dat betekent dat mijn hoofd helemaal leeg is. En dat ik eigenlijk alleen maar kan proberen beknopt weer te geven hoe die achtbaan eruit zag. Dus daar gaan we, stapt u maar in... Na zes jaar lief en leed klapte (toch nog erg abrupt) de relatie met - naar ik dacht - de man van mijn dromen. Dat bleek al geruime tijd niet meer zo te zijn, dus eind goed al goed zou je zeggen. Maar verstand en gevoel gaan nu eenmaal niet altijd hand in hand en mijn hart dacht er anders over. Veel pijn, veel verdriet, veel gekwetste gevoelens. Mijn leventje stond van de ene op de andere dag totaal op zijn kop. Praktisch gezien moest er veel geregeld worden en hoewel ontilbaar zwaar, hield dat me wel gaande. Zo'n beetje tegelijkertijd bereikte het slepende conflict met mijn EXTREME overlast veroorzakende buren zijn hoogtepunt. Trouwe lezers hebben hier al eerder kunnen mee genieten met het stel dat elkaar dag en nacht naar het leven stond. De bijbehorende geluiden zijn eigenlijk met geen pen te beschrijven, maar van slapen kwam in ieder geval niet veel terecht. En dat al langer dan een jaar... Totale uitputting bleef dan ook niet uit en toen de rechter in een Kort Geding besloot tot onmiddellijke huisuitzetting kon ik mijn geluk niet op. Eindelijk niet meer 's nachts de politie moeten bellen en oeverloze klachten bijhouden en doorgeven. Maar toen kwamen natuurlijk nog wel even de bedreigingen en nog wat EXTRA overlast, dat was te verwachten. En ook al stond de politie paraat, het was een zéér angstige tijd vol stress. Op de valreep werd toen ook nog maar even de afscheiding tussen onze tuinen met brute kracht vernield. Bibberend bracht ik hun laatste dagen naast me vooral binnenshuis door met de telefoon onder handbereik. Op zulke momenten is een sterke mannenarm om je heen bijzonder welkom, maar die arm lag al om een ander, daar moet je vooral geen gras over laten groeien natuurlijk. In dezelfde week van het Kort Geding was ik bovendien 's nachts bij de geboorte van mijn kleinzoon! Woorden schieten tekort... wat een wondertje, wat mooi, wat ontroerend prachtig... en het knapste knulletje ter wereld natuurlijk! Maar ook: wat een spanning en emoties voor een FM'er die al op haar laatste gammele benen liep. En toen de kleine hummel na een paar dagen ineens met spoed moest worden opgenomen in het ziekenhuis kwamen daar nog een paar héél zorgelijke, angstige dagen en nachten bij. Godzijdank is alles inmiddels weer helemaal goed gekomen en groeit en bloeit de kleine man voortreffelijk. Maar het uiteindelijke aantal nachten zonder slaap deze laatste maanden is niet meer te tellen. En oh oh oh, wat werkt dat allemaal lekker door op het fibromyalgie-lijf! Toch gaat het nu goed met me. Afgezien van dat verdwaasde hoofd waar alles nog wat moet bezinken en een resterende moe-moe-moeheid, zie ik het licht weer en begin tot rust te komen. In het huis naast me is het stil, zó stil dat ik er soms nog van wakker lig; klaarwakker in dat grote bed waar het ook wel héél erg stil is. Maar de relatieproblemen zijn van de baan, een nieuwe toekomst lacht me toe... En met een nieuwe man in mijn armen moet dat lukken, een hele grootse man deze keer, inmiddels al zeker 54 centimeter lang!

# Second Life

Zorgvuldig kies ik mijn kleding voor vanavond. Na het nodige aan- en weer uittrekken dat vrouwen eigen schijnt te zijn, verwissel ik uiteindelijk mijn favoriete jeans met sexy topje toch maar voor een spetterende ballroomjurk. Helemaal zilverkleurig deze keer. Strak lijfje, wijd uitwaaierende rok. High heels, kettinkje, oorbelletjes. Mijn haar zit al helemaal geweldig, niets meer aan doen dus. Bovendien moet ik opschieten, er wordt op me gewacht...

Razendsnel en licht als een veertje land ik op een wolk. Sterren fonkelen boven mijn hoofd. Romantische muziek vult de ruimte en mijn lief komt me tegemoet. Gekleed in prachtig pak, roos in zijn hand. Na een innige kus kiezen we onze lievelingsdans en bewegen soepel op het zwoele ritme, terwijl ontelbare rode hartjes als tere rozenblaadjes om ons heen dwarrelen. We dansen de sterren van de hemel terwijl hij lieve woordjes in mijn oor fluistert. Natuurlijk praten we ook nog na over het live-optreden van gisteravond. Wat een wereldgitarist, we hebben genoten! En later vanavond speelt die Braziliaanse saxofonist, daar moeten we ook echt naar toe. Het tijdstip komt mooi uit, kunnen we daarvóór nog even lekker swingen met onze dansgroep. Iedereen perfect synchroon tot onze voeten branden op het zand van de Beachclub waar we gezamenlijk strakke lijnen vormen...

Leuke droom hoor ik u als FM-lezer nu denken. En ja, gedeeltelijk is dat zeker zo. Maar gedeeltelijk ook niet! Ondanks de fibromyalgie breng ik momenteel een deel van mijn vrije tijd zo door. En ik geniet er volop van! Second Life heet dit wonder dat mij optimaal vermaakt en recente ellende (zie vorige column) compleet doet vergeten.

Een virtuele, driedimensionale wereld die niet voor niets Second Life (SL) heet. Een tweede leven waar alles mogelijk is met behulp van slechts een computer. Het kost allemaal niets, verslavend is het wel, laat ik u vast waarschuwen! Wat het zo boeiend maakt is dat je achter de vaak prachtig vormgegeven beelden wel te maken hebt met gewone mensen van over de hele wereld. Echte mensen, inclusief hun karakters. In korte tijd is mijn vriendenkring aangevuld met o.a. Amerikanen, Engelsen, Fransen, Brazilianen, Argentijnen en ja, ook met Nederlanders zoals mijn liefje met de hartjes...

Het 'praten' kan via een microfoontje, maar gaat meestal via chatvensters. Met z'n allen tegelijk of met z'n tweeën apart als je daar behoefte aan hebt. Natuurlijk moet je oppassen. Niet meteen iedereen op de vaak prachtig blauwe ogen vertrouwen. Voorzichtig zijn met informatie die je verstrekt. Dankzij je SL-naam die je zelf kunt kiezen en een afgeschermd e-mailadres kan je niets gebeuren. En mocht je uiteindelijk toch méér contact willen dan maak je helemaal zelf uit hoe en wat.

Zoals altijd wanneer je met mensen te maken hebt, gebeuren er soms ook indrukwekkende of verdrietige dingen. Verliefd, verloofd, getrouwd als in het echte leven en daarna soms ook nog eens écht echt als ze elkaar in werkelijkheid gaan ontmoeten. Maar ook jaloezie, ruzie en toch maar weer uit elkaar. En een erg nuchter persoon zal er wellicht niets bij voelen, maar als een Amerikaanse vrouw van 26 overlijdt na een hartoperatie, zijn haar SL-vrienden in échte tranen. Dan wordt er zelfs een herdenkingsavond georganiseerd, inclusief haar lievelings-zangeres en haar SL-foto met kaarsjes en bloemen die we ontroerd neerleggen.

Een verwoed SL-danser blijkt bij nadere kennismaking permanent in een rolstoel te zitten na een ernstig auto-ongeluk...

Kortom, het echte leven, hoe mooi de verpakking ook is. En hoever je daarin meegaat bepaal je natuurlijk ook zelf. Je kan het ook oppervlakkiger houden en gewoon plezier maken. Surfen, een ballonvaart, dansen of tai chi op de maan, zwemmen met dolfijnen, het is allemaal mogelijk en nog veel meer dan dat.

Deze Second Life-wereld biedt de liefhebber geweldige afleiding en je ontmoet er de meest fantastische mensen als je het de tijd gunt. Mensen die je échte leven wel degelijk opfleuren en je blij doen ronddansen, mét of zónder hartjes...

# Echt

Deze korte, donkere, koude dagen lenen zich bij uitstek voor mooie verhalen bij een knapperend haardvuur.

Dus kruip maar even lekker op de bank, eventueel met een zacht dekentje als je geen haardvuur hebt, steek gezellig een paar kaarsjes aan en luister maar:

*Het Fluwelen Konijn*

*'Wat is echt?' vroeg het konijn op een dag, toen ze naast elkaar lagen in een hoekje van de kinderkamer... 'Is het het hebben van dingen die vanbinnen allerlei geluiden gaan maken wanneer je op een knopje drukt?' 'Echt is niet hoe je gemaakt bent,' zei het lappenpaard. 'Het is iets dat je overkomt. Wanneer een kind lange, lange tijd van je houdt, niet alleen maar om met je te spelen, maar ECHT van je houdt, dan word je Echt.' 'Doet het pijn?' vroeg het konijn. 'Soms,' zei het lappenpaard, want hij was altijd eerlijk. 'Maar wanneer je Echt bent vind je dat niet erg.' 'Gebeurt het plotseling in één keer, zoals opgewonden worden,' vroeg hij, 'of beetje bij beetje.' 'Je wordt het. Het duurt lang. Daarom gebeurt het niet vaak bij mensen die het gauw opgeven, of die nog scherpe kantjes hebben of met wie je omzichtig moet omgaan. Over het algemeen is het zo dat tegen de tijd dat je Echt bent, het meeste van je haar er is afgeknuffeld en je ogen eruit vallen en je een beetje gammel in je gewrichten wordt en er sjofeltjes uitziet. Maar deze dingen zijn helemaal niet belangrijk, omdat je, wanneer je eenmaal Echt bent, niet lelijk kunt zijn, behalve voor mensen die er niets van begrijpen.' 'Ik veronderstel dat jij Echt bent?' zei het konijn. En toen wilde hij dat hij het niet gezegd had, want hij dacht dat*

*het lappenpaard misschien wel gauw op zijn tenen was getrapt. Maar het lappenpaard glimlachte alleen maar. 'De oom van het jongetje maakte me Echt,' zei hij. 'Dat was heel wat jaren geleden; maar als je eenmaal Echt bent kun je niet meer onecht worden. Het is voor altijd.'*

Dit kleinood hangt al jaren en jaren op mijn prikbord en overleefde diverse verhuizingen. Ik weet niet eens meer waar het vandaan komt en wie het geschreven heeft, maar ik vind het prachtig. Deze periode van feestdagen en jaarwisseling is voor veel mensen moeilijk, vooral bij ziekte, zorgen en eenzaamheid. Een periode van bezinning ook. Je maakt de balans op van het afgelopen jaar en die balans pakt niet altijd even goed uit. Het is dan ook niet altijd makkelijk om je zegeningen te tellen. En toch zijn ze er, altijd! Al moet je soms even zoeken... Ik wens alle lezers hele mooie kerstdagen en een bijzonder 'echt' 2010.

# Rookvrij

De kogel is door de asbak en de tabakswinkel de sigaar!

Want jawel, jawel, ze is gestopt met roken! *Cold turkey*! En niet eens op 1 januari maar al véél eerder, namelijk de dag na kerst...

Zomaar 's avonds om half elf. Niet omdat ze nou zoveel zin had om te stoppen, maar om het simpele feit dat haar sigaretten op waren. En het was te laat en te koud om de deur uit te gaan. En de pizzabezorger wilde niet komen voor alleen een flesje wijn en een paar pakjes sigaretten. En de volgende dag was het niet te laat maar nog wel te koud en de dag daarna ook. En het was glad buiten. Bovendien wist ze héél zeker dat als ze eenmaal in de winkel zou zijn, ze de sigaretten niet links zou kunnen laten liggen. Dus at ze een paar dagen restjes en kliekjes en toen ze het toch echt niet langer kon uitstellen deed ze haar boodschappen in recordtempo en vloog de winkel weer uit met haar capuchon ver over haar ogen getrokken om de verleidelijke pakjes te kunnen negeren. Want inmiddels had ze al zoveel barre uren zonder nicotine moeten doorstaan dat het zonde zou zijn om die teniet te doen door het roken van een sigaret.

En dat ze van het roken afwilde, wist ze al lang. Dat het niet goed voor haar gezondheid en portemonnee was, dat haar kleren stonken, dat ze een hekel had aan roken in een speciale rookruimte, dat het kuchje 's morgens toch écht een rokershoestje was, om over gebit en rimpels maar niet eens te spreken. Maar voorgaande stoppogingen waren altijd mislukt, meestal al na een paar dagen en een paar kilo gewichtstoename.

Deze keer voelde het anders. Deze keer zou het lukken. Dapper onderging ze de nicotinescheuten, zoog op dropjes in alle soorten en maten, liep zoekend door huis en keukenkastjes, reageerde oplopende irritatie af op een telefonische verkoper en ging maar wat vroeger naar bed. Alle ontwenningsverschijnselen kwamen aan bod. Hoofdpijn, rillerig, trillerig en zweterig. Maar één symptoom was totaal onverwacht en dat werd steeds sterker naarmate het rookvrije leven voortduurde. Het gevoel van een gemis...

Een oprecht, fysiek maar ook psychisch gemis! Ze miste haar maatje! Het maatje in tijden van verdriet en stress. Het vriendje dat altijd klaarstond of klaarlag, het is maar hoe je het wilt bekijken. Ze kreeg de neiging om als een klein meisje haar duim in haar mond te steken en troostgevend te sabbelen. Ze werd huilerig om niets. Bij het zien van zomaar een enkele, zwarte herenschoen die verloren op straat lag, brak haar hart. Ze kreeg een brok in haar keel en tranen sprongen in haar ogen. Arme schoen! Waar was de andere? Wat zat hier voor triest verhaal achter? Was ie misschien van iemand die zó snel even een pakje sigaretten wilde gaan kopen dat hij zich de tijd niet had gegund om zijn uitgeglipte schoen op te rapen en weer aan te trekken? Of had een boze mevrouw hem naar het hoofd van een wegvluchtende mijnheer gegooid? Of zat ie misschien niet lekker en liep de drager ervan liever op een sok dan met blaren?

Uiteindelijk vermande ze zichzelf, slikte haar tranen in en stond even later te bibberen op de tramhalte. Een man naast haar (met heel gewoon twee zwarte schoenen aan) trok nog even haastig aan zijn sigaret voordat lijn 13 piepend en rammelend stopte en de deuren opengingen. Ze rook de rook, gadver... Meewarig keek ze toe hoe zijn bruine vingers het armzalige peukje omklemden.

Na het instappen en eenmaal lekker warm zittend, haalde ze diep en zonder amechtige bijgeluiden adem. Ze ontspande haar nog wel altijd pijnlijke fibromyalgie-spieren, sabbelde tevreden op een dropje en bedacht dat de eerstvolgende column maar eens over haar stoppen met roken moest gaan...

# Schroefjes en moertjes

'Hoeveel RAM komt er dan in? Je moet wel die W7 64 bits nemen hoor! Anders heeft die quadcore ook helemaal geen zin want dat herkent XP namelijk niet. En als ik jou was zou ik kiezen voor de 1 GB Radeon, die is echt veel beter! Vergeet vooral ook niet de extra koeling, dat is absoluut nodig...'

Ja, koeling is zeer zeker nodig, maar dan voor mijn eigen harde schijf die oververhit dreigt te raken. Bovenstaande adviezen gelden namelijk voor het laten bouwen van een spiksplinternieuwe computer en ik ben als hulpeloze leek aangewezen op de deskundige mening van mij omringende computerfreaks. Natuurlijk ben ik ze uiterst dankbaar maar ik kan tegelijkertijd een glimlach niet onderdrukken als ik hoor hoe ze elkaar tegenspreken. Stuk voor stuk ervan overtuigd alle kennis in huis te hebben. Wel zijn ze eensgezind in hun oordeel dat mijn oude pc ECHT niet meer kan. 'Zes jaar al? Meid, dat is zo'n antiek geval, die zou ik nog niet weg durven geven!' Het schaamrood vliegt uiteraard naar mijn kaken, ik besluit snel te vertrouwen op de mijns inziens meest kundige van het stel en bestel het nieuwe exemplaar bij een andere deskundige die er natuurlijk ook nog even zijn eigen opinie overheen laat gaan. Daarna laat ik het opgelucht en zweverig helemaal 'los' en wacht lijdzaam op het opwindende moment van 'de installatie'.

En opwindend is het zeker! 'Met een uurtje, hooguit twee is alles voor elkaar,' was me van tevoren verzekerd. Op de bewuste avond komt hij om half negen en om half één 's nachts moet-ie rennen voor de laatste bus... In de tussenliggende uren houden we ons allebei flink. Positieve opmerkingen over en weer houden de sfeer erin. Ik struikel over de onderdelen, vind overal losse schroefjes en moertjes en op het hoogtepunt van de avond gooit hij zijn cola om. Uiteraard over de papieren waar de benodigde wachtwoorden in zouden moeten staan om alles te kunnen overzetten van oud naar nieuw.

Aangezien ik nog steeds niet rook (ja ik ben er zelf ook stil van), vlucht hij af en toe maar even naar buiten om 'frisse' lucht te happen zoals hij het noemt. En ook om mij niet in de verleiding te brengen, wat ik natuurlijk bijzonder waardeer. Maar oh oh oh, wat zou ik graag even met hem meeroken en de frustratie van me afblazen.

Uiteindelijk komt het natuurlijk toch nog allemaal goed, al moet-ie nog wel een keer terugkomen om het 'af te maken' zoals ik het graag wil hebben. En dan begint het spannende ontdekken! Wauw, wat is-ie snel! En wat een ongelooflijk mooie weergave van de driedimensionale beelden! So far so good... Tot ik ontdek dat ik eigenlijk niets meer kan terugvinden. En echt ALLES is anders! Mijn hoofd knettert en mijn vingers slaan vonken uit het toetsenbord. Koortsachtig lees ik instructies, type ik 'help' opdrachten in en surf ik over het internet om programma's te downloaden die ik ben kwijtgeraakt.

Ja, het zal wel even duren voordat we weer soulmates zijn, mijn nieuwe computer en ik. Het is nog even doorbijten, maar dan heb je ook wel wat! Konden we dat eens in de paar jaar ook maar met ons fibromyalgie-lijf doen hè? Alle verouderde, gammele en probleemgevende onderdelen eruit en hup, moderne, verbeterde en vernieuwde onderdelen erin. Dat zal ook wel even wennen zijn maar ach, dat zouden we er wel voor over hebben toch? Stelt u zich eens voor, de luxe om verschillende deskundigen op het gebied van FM te kunnen raadplegen. Die elkaar vol overtuiging tegenspreken maar wel alle kennis in huis hebben... En dan gewoon de beste uit te kunnen kiezen. Hé, u daar, zou u mij even opnieuw willen samenstellen? En komt u dan wel aan huis om te installeren? Hooguit twee uurtjes? Geweldig, dan zet ik de cola vast koud...

Mocht deze pagina blanco zijn dan leest u ook niet waarom: ik heb namelijk net ontdekt dat ik alle e-mailadressen kwijt ben, dus misschien moet ik de column deze keer maar lopend gaan inleveren ;-)

# Alice in FM-land

Er was eens, lang geleden, in een heel ver land een lief prinsesje, Alice.

Ze woonde in een prachtig paleis en behalve haar vader en moeder – de koning en de koningin – was er veel personeel om goed voor haar te zorgen. Zo kon ze gezond groeien en bloeien. Dat deed ze dan ook en ze ravotte naar hartenlust in de paleistuin. Toen Alice ouder werd hoefde ze niet naar school want de juffen en meesters kwamen speciaal voor haar naar het paleis. Zo werd ze spelenderwijs een heel slim prinsesje. Iedereen hield van haar en de koning en de koningin waren buitengewoon trots op hun dochter. Maar toen begonnen de problemen. Alice was steeds vaker moe. Niet gewoon moe, eerder uitgeput. Bovendien had ze altijd wel ergens pijn. Ze was geen zeurprinses dus klaagde niet veel, maar de koning en de koningin zagen wel dat het niet goed ging met hun dochter. Ze ontboden de beste dokter van het land, dokter Uil, op het paleis. Die onderzocht Alice van top tot teen maar kon niets vinden. Hij krabbelde zich achter zijn oor en zei op gewichtige toon: 'Niets aan de hand, gaat vanzelf weer over.' Maar het ging niet over. Het werd zelfs erger. De koning liet het er niet bij zitten en liet dokter Bibber opdraven die net was afgestudeerd en misschien wèl de vreemde klachten van Alice begreep. Dokter Bibber zette haar op een streng dieet dat ze een paar maanden dapper volhield, maar ze knapte er niet van op helaas. Ze bleef doodmoe en hield maar pijn. Vervolgens kwam Dokter Watje om te vertellen dat ze drie keer per dag op haar hoofd moest staan, dokter Blaaskaak adviseerde al haar tanden en kiezen te laten trekken en dokter A. Gant gaf opdracht Alice dagelijks in een kokendheet bad te laten zitten en haar 's avonds bij volle maan naakt in de paleistuin te laten dansen. Het personeel amuseerde zich daar wel bij, maar Alice bleef ziek. In de loop der jaren maakten vele artsen hun opwachting aan het hof en iedere arts had een andere visie. Zo kreeg de prinses vieze drankjes te drinken, slikte ze ontelbare pillen, werd in haar geprikt en geknepen, werd het paleis 'ontgeest' en werd zelfs haar dierbare schoothondje bij haar weggehaald omdat men vreesde voor een allergie. Een allergie had Alice er inmiddels inderdaad wèl bij gekregen; ze kreeg uitslag en jeuk zodra zich weer een nieuwe dokter bij het paleis meldde. Dus nam de prinses uiteindelijk het heft in eigen hand. Ze maakte eerst even ruzie met haar goedbedoelende ouders en eiste dat er voortaan geen enkele arts meer over de koninklijke vloer zou komen. Vervolgens probeerde Alice tot rust te komen en alle spanning uit haar leventje te bannen. Dat lukte natuurlijk niet helemaal, maar ze leerde zichzelf om er dan in ieder geval beter mee om te gaan. Ze schreef veel in haar dagboekje met het slotje van echt goud en begon langzaamaan te accepteren dat ze misschien wel nooit beter zou worden. Dat ze misschien wel altijd slechte dagen zou houden met veel pijn. Dat ze misschien wel altijd te weinig energie zou hebben om te doen wat ze eigenlijk zou willen. Dus begreep ze dat ze maar beter kon gaan genieten van de dagen dat ze zich wèl lekker voelde en verder blij moest zijn met wat ze allemaal nog wèl kon. Alice werd niet beter, maar had beslist meer plezier in haar leven. En dat plezier werd nog groter toen haar droomprins in de paleistuin pech kreeg met zijn witte paard. Vlak voor haar ogen zag ze hem de teugels repareren en haar hartje opende zich spontaan. Uiteraard leefde Alice samen met haar prins nog lang en gelukkig. Maar dat was allemaal natuurlijk wel lang geleden, in een heel ver land...

# Verantwoording en dank

Alle in deze bundel opgenomen columns zijn in de periode van 2001 tot begin 2010 verschenen in het magazine van de F.E.S., de fibromyalgiepatiënten-vereniging (www.fesinfo.nl).

Een aantal columns verscheen reeds eerder in de bundel *Leven met fibromyalgie* (Alkmaar 2006).

Voor deze uitgave zijn enkele columns aanvullend geredigeerd.

Met grote dank aan Kim en Aty.